雷火豐卦

青龍開運

䷶

歲次甲辰

•六五，來章，有慶譽•

吉

懂天意，食當令，遊在地，開好運，疫後必備新時代節氣生活指南

樂活國民曆

彭啟明／洪震宇／李咸陽 著

目次

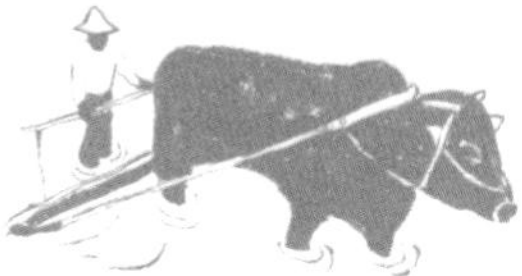

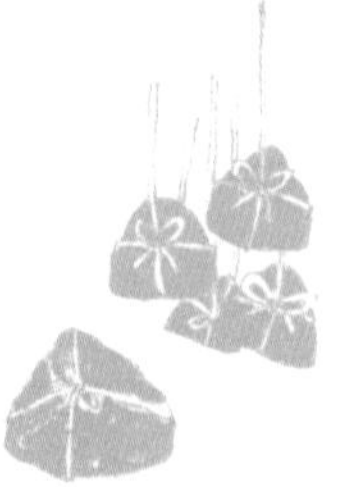

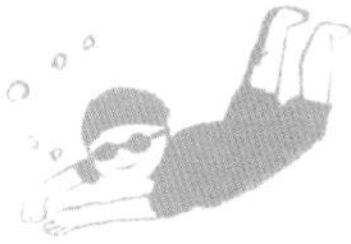

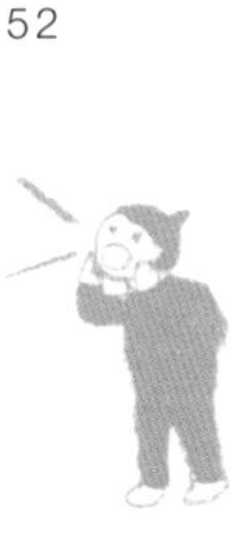

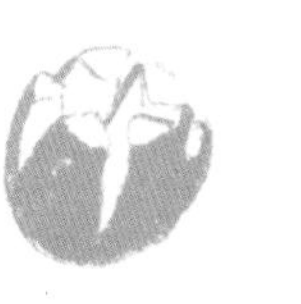

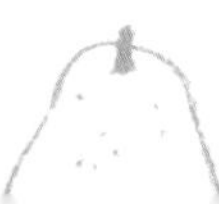

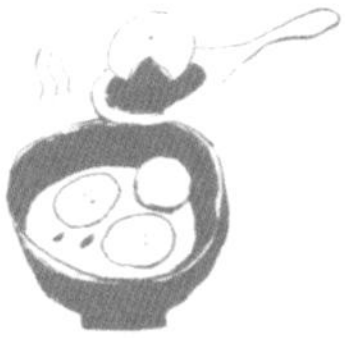

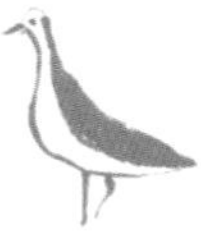

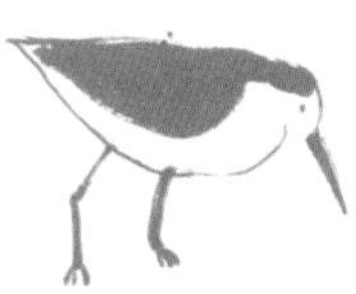

序一

媽媽的生活書

作家　番紅花

逢歲暮，不識字的母親總會到鄰里香火鼎盛的福德祠那兒，索討一本來年的農民曆予我。昨日她便遞給我一本嶄新的、有著鮮黃封面、註明了歲次壬辰、出生肖龍之薄薄曆冊，喃喃叮嚀我，婦人帶著孩子們起居生活，可一定要多多參酌農民曆，不可偷懶不忌天象，徒添餵養孩子的錯難。

這話我已聽了多年，非常了解對於在深山裡耕農長大的母親而言，農民曆無疑是老祖先的生活智識瑰寶，能不能出門去探病、搬家安床的合宜日子、我們五個兄弟姊妹何時可提親娶親、乃至每個家人生肖的運勢，母親都要我事先翻過了農民曆、讀給她聽才算數。這麼一本薄薄小冊，如此悄悄進入到母親和我的生活裡，也靜靜地成為我維持家庭運作的一個小依歸，無關乎信仰，只因那每個古老節氣裡所潛隱的大自然習習生氣，延伸了我無限的想像，例如讀到關於小雪的這一小段：

斗指己，斯時天一積陰，寒未深而雪未大，故名小雪。

虹藏不息，天氣上騰地氣下降，閉塞而成冬。

這美麗的敘述，是說西伯利亞高空，即將開始出現明顯的低壓槽了麼？那麼，時值此刻，有什麼是將凋零的了，又有什麼是滋味馥郁、可盡情食用的了？所謂「博觀而約取，厚積而薄發」，農民曆這「全中國發行量最大、歷史最悠久的書」，十二個月二十四個節氣的內容，應是案頭上一本最簡約又最豐富的生活書了。母親不識字不能沒有它，而我當了妻、成了母之後，更是喜歡閒來與孩子們一起無事翻讀，看看當令有什麼漁獲與蔬果最是芬芳肥美，或是與丈夫一起思考著既然溽暑將屆，那麼我們該注意如何除霉，或是今年要不要安太歲，自己的生肖運勢這一年又該如何行止。

於是當我知道遠流的台灣館，竟同時網羅了氣象、命理和生活美學等三個領域的達人，傾力合寫了這一本史無前例的《樂活國民曆》時，覺得特別欣喜。它不但勘正了農民曆發源地——北緯35度的黃河流域，與北緯22度至25度間的台灣因地理之不同所導致的節氣誤差，更以一般國民的實用角度，從人文、風土、養生、卜卦、開運、氣象、旅遊、祭典、農業、食材等諸多面向，為我們展開了美麗、可愛、清楚的圖繪，而二十四個節氣的書寫則無一不實用，無一不文采，無一不芬芳，即使是國小國中的學齡孩子，也可以透過閱讀這本書，與學校自然科學、社會人文類教科書相互印證，它是科普的、是浪漫的，也充滿了活色生香的閱讀感。

這是一本可以同時滿足全家老老少少的生活美學書，並且，足可年年一次又一次的拿出來捧讀溫習，因為生活的意象，與天候的意象，總讓我們恆常有新的領悟，新的感知。我將對生活不會厭膩，這本書告訴我，每一個節氣都有故事閃耀、都有古詩有俗諺可吟唱，歲歲年年老祖宗已幫我們參透了許多，而今又補足了新時代的詮釋，我只需要不時的讀著，便捉到那智慧的鑠矍。

例如：現在我知道了喲，立春雨水的元宵要吃湯圓，小暑大暑的農曆六月十五要吃半年圓，冬至更要吃湯圓才能添歲。小小湯圓，就是要感恩謝天、全家團圓。

這本小書，讓家庭的情調更有讓人安心的依歸，不管是餵養孩子、陪護自己、照顧人生伴侶，在規律與變化裡，我們將越來越能體現生活中的樂趣與奧祕。

序二

做人順天理，望天照甲子

穀東農伕　賴青松

「終於等到這本書出現了！」當我接到出版社的序文邀約時，內心不禁雀躍地大聲呼喊，難道是老天聽到自己心中多年的期待了嗎？

打從選擇回到宜蘭鄉間生活，開始親手種下第一株秈稻至今，轉眼已渡過悠悠十載。還記得初次下田摸索種稻時，不但舉鋤無力，插秧難直，更辛苦的是擔心頭頂上老天的惡作劇！有時纔剛施肥，旋即降下傾盆大雨，將辛辛苦苦撒下的新台幣付諸東流！有些時候正值水稻需水孔急的關鍵時期，卻見渠內水流漸次減少，終至渴水斷流，落得必須想方設法抽水灌田的窘境！因此在「做田無師父」的情況下，自己只得不斷追問鄰田耕作的老農：「明仔載甘會落大雨？」「今年春天的日頭啥款？」

幾年耕作下來，總算慢慢熟悉這片蘭陽風土的性格，習得「寒天看山頭，熱天看海口」、「清明前，好播田」等等先民長年口傳的智慧。自己也從經驗中得知，春日四月的日照強度與氣溫高低，幾乎就決定了這一冬秈稻豐欠的命運！

然而，正如古人所云，務農是門看天吃飯的本事，可老天高高在上，天意終究是凡人難以窺測的！這也讓自己每年始終難以決定，該在何時插秧才能避開今年的颱風？或是春日遲到的寒流？或許也因為天意難測，幾乎從剛學作農開始，我便養成年年購買農民曆的習慣，試圖從這流傳千年的二十四個天時地氣的節奏當中，尋覓些許自己得以安心種作的線索。只不過拗口難解的專有名詞，加上與在地現實狀況脫節的農作與氣候解析，常常讓自己這個新手農夫如墜五里霧中，只得一邊半信半疑地參照坊間的農民曆，一邊老老實實地記錄每日的農作觀察，以有限的在地經驗值加上渺如天際的節氣論述作為參考。最終，在一家生計必須全數仰承天意之際，還是得在颱風來襲前夕，虔心誠意，敬奉清香，禮拜天地以求心安！

在日復一日的田間種作，年復一年的鄉間生活中，從都市系統回返農村脈絡的自己終於發現，都市人跟鄉下人除了生活習慣、謀生方式不同之外，更基本的差異在於兩者賴以安身的核心信念不同！簡而言之，這是有著兩套不同開機系統的人種！不同於追隨西方純粹太陽曆法下基督教文明生活腳步的都市人，鄉下人開口必稱「舉頭三尺有神明」、「人在做，天在看」，從冬至辭歲湯圓、開春迎接諸神到正月天公聖誕等，一年到頭總有配合時令的生活節奏與行事，看在都市人的眼中或許無稽迷信，但有時看著剛從學校裡著萬聖節女巫裝扮，啃著麥當勞薯條的孩子嬉鬧回家，反而覺得在廟前肅穆虔誠，秉香理佛的庄腳歐巴桑們更明白什麼才是天理！

當越來越多的都市人，嘴裡說試圖說服別人，卻連自己也不相信的大道理；益發覺得這群始終俯首天地之間，忠實所言，言必有行的鄉下人似乎更貼近天地的道理，只可惜的是時代似乎忘了將他們信仰的天地之理，以現代人能夠理解的方式翻譯給更多的人知道……。沒想到，現在終於等到了這樣一本書的出現！衷心期盼《樂活國民曆》會是一個美好的開始，讓先後來到這個寶島上的子民，重新學習聆聽這片大地的心跳，重新設定屬於我們自己的開機程式，從懂得這片土地上風的語言、水的歌聲以及豐饒的魚米果蔬開始……

新版導言

跟著節氣過生活——樂活國民曆十問十答

彭啟明、洪震宇、李咸陽／台灣館

二〇一一年底推出的《樂活國民曆》初版，是經過長達兩年的醞釀準備，結合三位作者在氣象、命理、食材與文化旅遊的跨領域專業，希望在兼顧傳統生活智慧與現代生活價值的前提下，進一步統整與詮釋出更符合現代人生活需求的國民生活曆法，在動盪的氣候變遷中，找到一條可以遵循的生活方式，與自然環境達到更和諧相處的狀態。

出版十二年來，本書在生活、飲食與風土節氣等領域皆產生影響力，也帶動許多與農民曆相關的出版品，在內容與視覺上更貼近本土特色與讀者需求。不少讀者反應，他們會依循本書內容指引來了解節氣變化與風土特色，有意識的提升生活品質。

但由於氣候變遷的影響，近十年來節氣狀態與氣象數據皆有所變化，而前幾年全球疫情的衝擊，更讓許多人對個人養生、飲食與在地旅遊的思維有不同的體會。因此，三位作者決定針對本書進行改版修訂，除了全面更新各項氣象數據外，也新增因應未來的各項提醒，讓《樂活國民曆》2.0新版更符合讀者的需求。

期待這不只是一本生活之書，更是行動之書，邀請大家透過親身實踐去感受、去認識，去發現台灣這個節氣之島的美好，並一同創造永續台灣之美。

一．已經有農民曆了，為什麼還想做樂活國民曆？

我們三個人分屬不同專業領域（氣象、命理與生活美學），在一次偶然聚會中，討論到農民曆的議題，發現農民曆雖然是台灣、甚至中國發行量最大、歷史最久的書，但因為台灣的緯度（北緯22至25度）跟農民曆與節氣發源地黃河流域的緯度（北緯35度）不同，節氣代表的氣候跟台灣有落差，不完全符合在地農民的需求，因此發想合作寫一本符合台灣實際狀況的書。

原本彭啟明想發展符合台灣節氣的農民曆，協助農民在種植時有所依據，但他去台南後壁拜訪稻米達人崑濱伯後，發現他已有自己的「農民曆」了，上面記載了在家鄉數十年的氣候觀察與田間經驗，從而推想，台灣的農友們恐怕也都已自食其力整理出自己的農民曆。洪震宇於是提出另一個建議，在現代工商社會中，台灣農業人口比重已不到四%，如果將讀者對象回歸生活者與一般消費者，去服務影響更多的人是否更有意義呢？

例如：在氣候變遷下，如何瞭解氣候變化，跟著節氣過生活；又如目前的農民曆中只有節氣種植作物的資訊，並沒有跟著節氣去飲食的內容，這就不能符合現代人重視在地食材、降低食物里程的需求。另外，農民曆談論宜忌的內容有神祕主義傾向，沒有清楚的立論與說明，一般讀者只看婚喪喜慶的趨吉避凶，容易以訛傳訛，許多資訊也不符合現代人需求，變成一本難以理解又難以親近的書。

經過一番討論，三人決定依照各自專業，站在農民曆先民智慧的肩膀上，因時因地因人來規劃一本以一般生活者為對象的「國民曆」。我們形容這是一本「天地人」的生活之書：「天」，是在氣候變遷的趨勢下；「地」，是指從台灣地域特色出發；「人」，則以一般國民的實用角度，探討如何飲食、旅行與開運養生，跟著節氣過生活。

二．傳統的農民曆是如何產生的？有什麼樣的內容呢？

農民曆是古人觀察太陽、地球與月亮三者運行，依時作息與農耕的行事曆。透過月亮的朔望、從新月到滿月的周期來生活作息（初一為朔，十五為望），根據太陽照射地球角度的變化，產生二十四節氣的季節變動來耕作，農民曆也是世界上唯一的陰陽合曆。根據年月與季節循環產生的農民行事曆，讓人民與環境和諧共生，內容通常包括選擇良辰吉時、節氣資訊（日治時期出現根據節氣種植適時作物與漁撈的資訊）以及神佛誕辰。

由於農民曆是人民重要的生活指導書，以前是政府出版品，由官方造曆頒布，被稱為黃曆，民間不能私自出版。根據學者黃一農的研究，以元朝的元文宗天曆元年為例，當年全國出售的官印黃曆，就高達三百多萬本，平均每四戶就擁有一本，而政府的賣曆收入，更高達當年歲賦的千分之五。

由於黃曆具有官方與民間行事的宜忌準則，唐朝的黃曆開始附上十九項行事宜忌內容，因為民間需求越來越多，北宋的黃曆版本有更詳盡的年神方位圖、吉凶神煞用事宜忌擇的內容。但是黃曆有時效性，偏遠地區人民如果無法及時獲得，就產生私曆的需求，一直到清朝乾隆時才開放民間印行黃曆，才漸有農民曆之稱。

清代由於民間造曆者對於神煞宜忌的說法眾說紛紜，同一時辰有人說吉，有人則斷凶，乾隆決定召集翰林院與欽天監合編《欽定協紀辨方書》（又稱通書），將現有民間術士對宜忌吉凶判斷前後矛盾的說法，加以統整修改成一百多項，讓擇日有所立論根據。

目前農民曆的宜忌就主要來自乾隆的欽定版本。民國成立，廢除農曆、改用西曆，中央氣象局（現為中央氣象署）公佈的民曆版本也刪除宜忌。日治時期總督府發行的台灣民曆，一開始還留宜捨忌，後來也全部刪除，還將農曆全盤改為西曆，並導入星期制度，加入許多實用知識，像氣象、度量衡，但是民間依然想辦法從大陸引進農民曆，否則無法依時生活，直到國民政府來台之後，民間才又有宜忌內容。

國民政府來台後的農民曆，具有清代與日治時期兩種版本的特色，並大量增加教化資訊，如國民生活須知、保健常識、風水命相，也許原意是要增加可看性，卻因生活常識太淺，一些傳統習俗與吉凶方位的術語又艱澀難解，與現代生活脫節，越來越不實用。

三．節氣是農民曆的重要架構與內容，它又是如何定出來的？

一般以為節氣是農曆，其實節氣是太陽曆。地球繞太陽公轉一周是一年，在地球公

二十四節氣圖

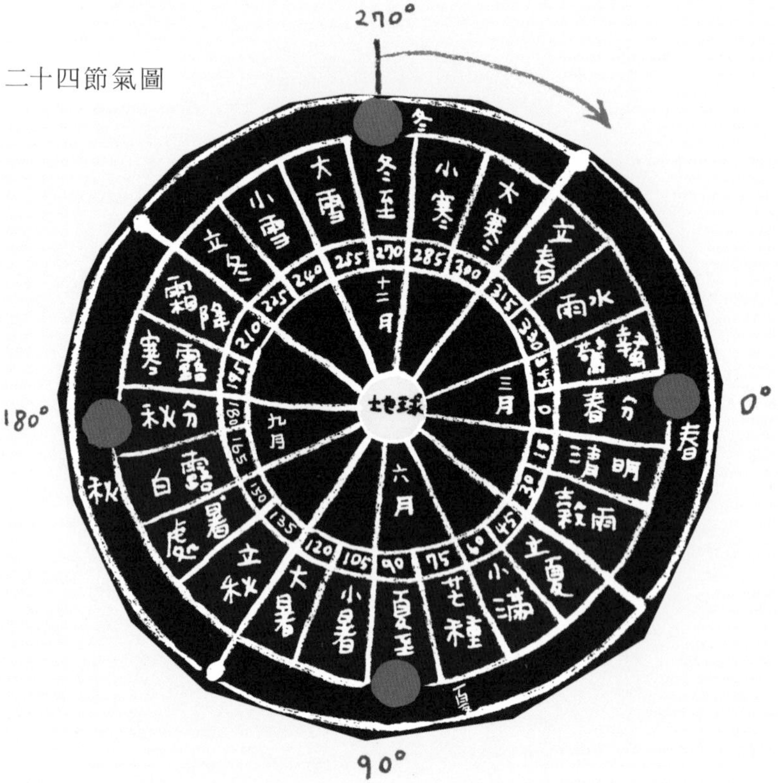

轉與自轉過程中，太陽光照射地球的角度不同，產生不同的季節變化，太陽在黃道（或稱黃經）每運行十五度，就產生一個節氣，一年三百六十度，就有二十四節氣。

節氣的發現，在於住在黃河流域的古時中國人，為了計算年歲而來。由於月相變化可以歸納成一個月，但是太陽高掛天上卻無法直視與標記方位，古人就用立杆測影來推出太陽方位，發現了冬至與夏至，因為冬至這天晝最短夜最長，因此用冬至來推估一年的回歸，才有「冬至大如年」、過了冬至要添歲的說法。

從冬至與夏至兩個時點，又發現春分與秋分，晝夜均等的時點，就出現了四季，再根據春耕夏耘秋收冬藏的農事活動、氣候與植物觀察，以及生活體驗，訂出了二十四節氣，在西漢漢武帝時代，就出現二十四節氣的完整名稱。

由於地球繞太陽公轉一周是一年，不像陰曆每年日期不定，每年的二十四節氣就有比較固定的日期。

古人計算二十四節氣是將一年時間均分成二十四等分，叫做「平氣法」，好處是方便計算。但是地球繞太陽的軌道並不均等，而是橢圓形，離太陽較近時，公轉速度較快，較遠時則較慢，每個節氣時間並不均等，平氣法會讓某些節氣時點產生誤差。

另個問題是地球繞太陽運行一年的時間是365.2422天，每年會多出0.2422天（約五點八小時），節氣時間也會「順延」0.2422天，四年後就慢了一天，百年後慢了快一個月，長久下來，節氣會無法反映出真實的氣候狀況，會讓農民種植失據、生活大亂。另外，依據月相週期的陰曆與節氣之間的失衡。小月29天，大月30天，陰曆一年才三百五十四天，年代一久，與節氣太陽曆會越差越遠。

因此古代曾好幾次大幅修正曆法，制定每十九年設七個閏年，解決陰曆的問題，但是節氣的問題還未徹底解決。

清初順治二年（一六四五），由湯若望（Johann Adam Schall von Bell, 1591-1666年，神聖羅馬帝國科隆人，天主教神父、耶穌會修士，中國明清兩朝官員）推出結合西洋天文學與農曆的「時憲曆」，以精密的天文計算，從地球觀測太陽運行的軌跡為黃道（雖然地球繞太陽公轉，但是從地球角度來看，是太陽繞著地球轉），運行一周為三百六十度，湯若望以春分點為零度當起點，太陽在黃道上每運行十五度訂為一個節氣，但每十五度的時間並不同，使得節氣時間並不均等，大約14至16天，這是「定氣法」。

時憲曆是中國曆法史上第五次、也是最後一次的大變革，節氣更符合科學精神，也更貼近人民生活。

四・傳統農民曆有那些值得保存的價值呢？

最大的價值是回歸生活與生命本質。歷經兩千多年的農民曆能歷久不衰，就在於傳承敬天順時的生活智慧。

不論外在環境怎麼變化，二十四節氣來自活生生的生活經驗，透過賦予自然變化產生生活與生命的意義。這個架構是很有價值的。

從氣象觀點來看，一開始我們原本覺得節氣不適用台灣，因為節氣以中國黃河流域為主，台灣的氣象有一部分跟傳統節氣有落差，實用性不足，但是媒體的氣象報告，卻總會提到節氣，只是當節氣跟實際生活產生斷裂時，又有什麼意義？

於是我們想重新定義台灣的二十四節氣，甚至想換個名稱，例如台灣幾乎不下雪、也很少出現霜，霜降、小雪、大雪是不是可以用其他名詞來取代？但是當仔細研究後發現，改名字茲事體大。其實我們對氣象的思維都太活在當下了，沒有瞻前顧後，現在修改節氣名稱可能只看這十年，但百年之後回看，原來二十四節氣名稱因為被改掉，後來修訂的節氣就不能與歷史相連，出現斷層，就會是一個大災難。

回到節氣當初名稱的設定，都是有源頭的，來自常民的生活經驗，即使時空背景換了，還是不能亂改，因為傳承原來名稱可以感受先民的生活經驗與想像力，就像宋詞以前是拿來唱的，有固定詞牌曲調，例如菩薩蠻、點絳脣，詞牌名跟詞的內容無關，只有唱和的曲調，但其中的象徵意義、文化背景與歷史淵源，反而提供更多的想像空間。即便我們談現在的節氣內涵如何跟以往不同，但名稱可以和過去歷史做對照，才能把過去和現在連結起來。

節氣名稱不該改，二十四節氣的架構很有價值，但是內容可以重新再詮釋，回歸現實生活，國民曆的觀點就是在找尋穩定的脈絡做出預測。從氣象學來看，氣候改變大概是十四天，跟節氣循環的時間差不多，只要去看國民曆就會知道每個節氣台灣各區域的氣候狀況。

節氣的觀念也從《易經》得來，易經談變易與不易，都是從大自然運作得來，像無極生太極，太極生兩儀，兩儀生四象，四象生八卦，四象談的是春夏秋冬四季，從氣候變化去推演歸納。

很多人看八卦覺得只是八個符號，實際上八卦是自然現象的描述，解釋地球和天體之間的變化，八卦的脈絡來自觀察地球變化的自然現象，再做思考歸納，這個現象是怎麼作用在這個環境裡，天與地產生的能量，就是中國人講的氣，看不見的那個氣，這是風水上很重要的源頭。大地要有氣才有風水，中國人的觀念都是有順必有逆，有陰必有陽，有節必有氣，這兩個東西必然是互相搭配，二十四節氣就是在一個這樣的架構被發展出來。

為什麼農民曆在現代還是很重要？在於命理跟擇日，命理在許多現代人口中可能是迷信的東西，私底下卻又愛算命，明貶暗信，因為在動蕩不安的世界中，需要找到安身立命的方向。

農民曆的命理宜忌其實有長遠發展歷史，像婚嫁擇日，開工動土，安葬破土都有相應的宜忌時辰，才能趨吉避凶，在傳統農村生活，這是一種管理哲學，有規則可循，連皇帝都要遵循這種規則，否則會有違天時。

但可惜的是中國人做學問喜歡留一手，像紫微斗數或其他命理的工具，原理幾乎都從易經演繹而來，可是實務上是怎麼延伸變成現在的樣貌，卻變成不傳之密，到最後就真的失傳了。

因此我們認為宜忌有其價值，但要回復命理論證的脈絡，回到天干地支、易經八卦的架構，才有意義。

從社會學角度來看，農民曆傳達的時間觀很有趣。二十四節氣是二十四種自然時間的變動，從自然時間中找到工作、休閒與生活的特色，產生社會與文化時間，因為農事很繁忙勞累，得要藉機玩樂，環境的感受，像上元元宵節夜晚要狂歡，春分要祭天神，中元節鬼月祭祀好朋友，慎終追遠，十月十五下元節要演平安戲，感謝五穀豐收，甚至許多神明誕辰也都有祭祀繞境活動，例如媽祖、王爺、觀音、保生大帝。

這些活動與節日都傳達祈福感謝、分享與歡樂，都跟農作、集體行為相連結，都在提醒現代對環境失去敏感、失去共同連結的城市上班族，要重新思考生活的意義，找尋生命的感動。

五．所以傳統的節氣思維，與今日講求樂活與慢活的世界潮流是可以呼應的？

的確如此。

節氣是中國獨有的生活觀與自然觀。相較於西方根據春分、夏至、秋分與冬至分出四季，中國則更細緻分為二十四節氣，每半個月就有一個變化。節氣思維貫穿自然環境、農作、生活與節慶，除了敬天順時，更賦予時間更多想像力，每個季節、每個月令都有依循的準則，創造傳承兩、三千年的生活價值與行為規範。

《禮記．月令》就是記載春秋、戰國的節氣變化與人民生活經驗，做為從天子到百姓都要遵循的依據，「毋變天之道，毋絕地之理，毋亂人之紀」，才能安居樂業、陰陽調和，否則就會受到大自然的懲罰。例如立春氣候仍然寒冷，古人認為春天已經在天地中懷胎，從皇帝、官員到庶民百姓要預先做好準備。古代天子在立春前三天，開始齋戒沐浴，立春當日，天子與百官都身穿青服出城到東郊迎春，並以土牛為春牛，鞭牛勸農（怕牛休息一個冬天之後變懶散了），向上天祈福，希望風調雨順、陰陽調和。

《禮記．月令》強調，氣候發生變異，不合時令，就會有問題，傳達節氣的自然觀，例如「季春行冬令，則寒氣時發，草木皆肅，國有大恐。行夏令，則民多疾疫，時雨不降，山林不收」。不論春行夏令或春行冬令，都代表氣候異變帶來潛在的天災人禍，和目前地球暖化帶來的危機，以及重視環保、健康、有機與樂活的生活態度，非常相符，也讓我們反思永續環保與回歸自然生活時，能夠體會古人敬天順時的態度。

對於地球暖化、難以預測的氣候變遷，我們認為要思考如何去適應與調適，就是如何去順天，跟著節氣過生活。例如依循節氣吃當令在地食物，如果氣候還沒到小暑、大暑最熱的高溫，就不要過早開冷氣，而且越吹越冷，反而不適應外在氣候，為生活做一些改變，順著節氣去走，如果氣候有變，我們也可以知道是差多少，跟著節氣過生活是希望很輕鬆樂活，但是背後本質與目的是很嚴肅的。

六．傳統農民曆在現代社會中，有哪些需勘正與重新詮釋的地方？

氣象的部分。

對台灣來說，來自於中國黃河流域節氣特性的很多描述，特別是描述物候或天氣的節氣，本來就不太適用，但某些還是有些關聯，比如大暑和小暑確實是最熱的時候、大寒和小寒也確實是最冷的時候。和節氣發源地——中國黃河流域比較起來，台灣緯度較低，地理位置複雜，因此會有節氣延遲或早到的現象。

冬天台灣及中國都受到來自西伯利亞的冷空氣影響，是同一個東北季風氣候區，不過由於台灣位於氣流的下游，因此冷得比較慢，也連帶使得冬天的節氣略為延後。夏天台灣則會搶先一步受到西南季風影響，因此熱得比較早，梅雨季也比長江流域早了一個月左右。

節氣是從生活中觀察得來，是一種經驗的平均值，也衍生很多俗諺，但是蠻多俗諺其實沒有科學根據，甚至沒有道理，例如台灣俗諺「冬至烏，過年酥」，意思是冬至若下雨，過年就會放晴。從氣象資料來說與事實不符，很多傳統節氣氣象的習俗需要透過正確資料來勘誤，不能以訛傳訛。

近年來又受全球暖化、聖嬰（及反聖嬰）現象或北極振盪影響，幾乎每年都有劇烈天災發生。節氣和真實氣候的關係，到底什麼是正常，什麼是不正常，不正常是正常，或是正常是不正常，往往讓人搞不清楚、困惑不已，加上台灣各個區域的氣候變化大，北中南東都不一樣，更要因時因地制宜，透過科學數據來校正、重新詮釋。

以氣象的觀測來看，氣象科學是從一八九〇年才開始有正式的溫度紀錄，因此我們無法得知康熙時代確切的溫度狀況，只能說康熙哪一年的冬天比較冷，或者康熙某年下了雪，反而是透過地質學家做研究，才考證出那一年平均比較冷，溫度比較低。

過去祖先透過生活經驗與觀察歸納出的節氣狀況，具有科學參考價值，現在氣象科學累積了一百三十年的基礎，這本書使用的氣象資料，就是以近二十年台灣各地的資料為基礎，可以累積台灣的氣候特徵，賦予台灣節氣新生命，也為以後變動中的地球留下見證。

再談食材。

台灣目前農民曆的節氣食材資料，主要來自日本時代的調查，在氣候變遷的狀態下，很多食材的種植資訊恐怕都需要調整、重新進行調查，這是農委會要更有系統去做的事情，甚至各地的縣市政府、鄉鎮，都應該建立自己的節氣食材曆，才能根據當地特色去進行食材料理與開發，否則都是千篇一律。

從生活者的角度，最關切的應該是，什麼節氣有何當令食材可吃，因為食材最大目的是被吃掉、被消費、被感動與期待，農夫都知道節氣種植的知識，但是非農夫的生活者更想知道在節氣的自然變化裡，完整的食材曆資訊。

台灣人很愛吃，也很愛食補，有了完整的節氣食材資訊，藉由節氣飲食來達到身心的平衡，既環保又健康養生。

關於運勢。

農民曆之中與運勢相關的篇幅非常多，像太歲、皇帝地母經、還有農民曆欄位中與擇日有關的專有名詞，像天干地支、納音、卦象、九星、十二建除、二十八星宿以及每日宜忌，光是名詞就複雜且高深難懂。

雖然農民曆是為了方便大眾閱讀與應用，沒有說明闡述命理內涵，但是這也成為現代大眾輕忽農民曆的主因，因為有太多不知其所以然的內容，沒有因應需求來調整，掩蔽了它應有的價值與地位。

要將農民曆解碼，需要刪除不合時宜的宜忌，也要正本清源回到易經八卦的概念來扼要說明，同時要回到節氣的自然條件，說明每個節氣的自然特色，和出生在每個節氣的節氣性格，以及如何在不同節氣開運養生，才能達到最大的平衡效果，也是最好的趨吉避凶方法。

七．三位認為，台灣是「節氣之島」，可以進一步說明嗎？

從氣象來看。

台灣跟中國氣候相比，中國氣候相對簡單，地大平坦的環境，不是冷，就是熱，在中國預報氣象，反比台灣好報。台灣氣候變化很大，北中南東的區域氣候都不同，節氣也有區域差異，北部最熱在小暑，南部在大暑，差一個節氣，南部小寒很冷，北部要大寒才冷。

同一時段，在台北的秋天，常常陰沉飄雨，中部卻是晴朗天氣，南部更是出大太陽，在全世界一個南北不到五百公里的國家，氣候差距這麼大，是極為罕見的，經驗中唯一看過的另一個地方是智利。台灣只有一種情況全台氣候一樣，就是颱風來襲的時候。

台灣氣候複雜多元的原因在於地理位置和地形環境。台灣介於地球表面最大海洋與最大陸塊交接處，緯度處於熱帶與亞熱帶之間，承受大陸性氣候與海洋性氣候、以及南亞氣候的影響，也因此受到東北季風、西南季風與颱風影響。

台灣特有的地形比別人多，因為高山多，有中央山脈縱貫南北，造成氣候上常常在同一季節被區隔成兩個世界。例如在冬天盛行的東北季風常使得北部和東部陰雨綿綿，也冷得比較早，中南部則進入乾季，十二月份仍然相當炎熱，必須等到一、二月份東北季風強到足以越過中央山脈時，才能感受到嚴寒的冬天。夏天的西南季風則使得中南部常下大雨，北部和東部除了午後雷陣雨和颱風之外，天氣都相當晴朗穩定，有時連號稱雨都的基隆也會有缺水問題。

此外，如宜蘭多雨是因位於東北季風迎風面，加上是畚箕地形，所以雨勢增大；而新竹的風是因為北部地形和福建山區之間的台灣海峽，正好在東北季風時成為一個狹長的喇叭口，峽道最窄處只剩下一百五十公里，因此風勢明顯增大，產生農曆九月霜降時節的九降風。

台灣的島嶼特色產生的海風跟陸風，也會影響氣候。例如白天太陽照射時，陸地溫度上升較快，因此感受到的是從溫度較低的海面吹來的風，晚上則陸地散熱比海面快，所以情形相反，變成是從陸地吹出去的風，這海陸風的循環也會造成日夜很大的溫差。

這些氣候變異，就是造就台灣成為節氣島的關鍵。

就飲食文化來看。

台灣多元的食材，正是台灣這個節氣島的產物，因為深受氣候與地理環境的影響，產生多樣複雜的個性。

像恆春才有的落山風，來自東北季風到達台灣東部時，無法翻越海拔三千公尺以上的中央山脈，只能沿山脈東邊南下，直到過了大武以南，才能翻越已降至數百公尺高的山嶺，形成威力強大的下坡風直吹恆春，這個乾燥的強風力量有如輕颱，從重陽節吹到清明節，讓恆春半島的洋蔥成為重要作物。

新竹的九降風，風勢大且乾燥，讓秋天的柿子成熟之後，可以藉由風吹日曬製成柿餅，成為客家美食，也成為日曬米粉的故鄉。

一道東北季風，就讓台灣各個區域產生不同的食材與飲食習慣。

旅遊生活美學方面。

台灣繼承中國傳統節氣文化，例如春節、元宵、清明、端午、七夕、中元、中秋這些兩千年來的祭祀慶典休閒活動，又因為移民社會的影響，形成在地特有的風俗。

像中元節在基隆的雞籠中元祭，是為了紀念泉州與漳州人械鬥、死傷過多的和解共存，改由宗族祭祀，改變原本的地域色彩，現在成為繞境掃街的盛大活動，頭城搶孤也是鬼月非常熱鬧刺激的一大盛事。

除了慶典，台灣多元的宗教信仰，也是觀光旅遊的一大特色。三月瘋媽祖，四月迎王爺，這些活動因為結合宗教信仰刺激且歡樂，虔誠又神聖。加上原住民的豐年祭與各種祭祀慶典，讓節氣之島充滿人文、族群與宗教色彩。

台灣的自然風景也與節氣之島互相呼應，小小台灣，沒有大山大水的氣勢，太陽與季風共舞，讓節氣如畫筆，調動山風海雨，描繪台灣變化多端的清麗色彩。

說到命理文化。

中國大陸因為文革關係，有很長一段時間沒有農民曆，直到最近才又開始興盛，反而香港與台灣，以及其他華人地區是農民曆重鎮。

受西方影響比台灣更早的香港，因為有六合彩、賭馬等賭博娛樂，更流行農民曆，但是關心的是命理，農民曆命理宜忌的內容，主要來自乾隆年間的《通書》，因此後來專講命理擇日宜忌的書，也被稱「通書」，但是香港人忌諱「書」與「輸」同音，就改名為「通勝」。

我們關心的是在台灣這座氣候變化多元的節氣之島中，個人如何達到養生與開運，將命理與節氣結合，是一個很好切入點，因為人與自然的脈動息息相關，若能調和天地之氣，增益身心，才能增進運勢，我們也關注節氣如何影響人的性格，從不同性格中找到養生之道。

八．談談樂活國民曆的規劃以及建議讀者如何使用本書。

本書以二十四節氣為架構，區分成氣象、食材、文化旅遊與養生運勢四大單元。

1氣象曆：透過溫度與雨量來說明每個節氣的氣候概況，並以雨量、平均溫度與降雨機率來說明北中南東各地的特色，讓讀者能夠同時掌握整體與各地差異，文後並附有貼心的生活小叮嚀與節氣氣象資訊圖表。

2食材曆：用十二種具有代表性的節氣水果與十二樣當令蔬菜，說明營養價值、故事與特色，來串起二十四節氣的好食光。另外提供各個節氣的當令蔬果魚鮮的產地資訊表，以及具有台灣在地風格的常民節氣應景食物。

由於許多蔬果都是跨節氣盛產，有些水果一年二穫或三穫，因此我們從農委會、農夫經驗與田野調查蒐集相關資訊，並根據季節特色與口感來挑選。

3旅遊文化曆：根據台灣自然風景、宗教慶典、常民風俗活動、原住民祭典與地方文化節慶來彙整成二十四節氣旅遊地圖，並提供相關旅遊美食或觀光資訊，增加實用性。

4養生運勢曆：透過傳統節氣的說明，瞭解古人如何感受觀察節氣環境，以及闡述在這個節氣出生人的節氣性格的優缺點，透過作息、飲食與運動調整，達到平衡狀態。並貼心提醒如何利用方位與顏色為自己開運。

以節氣做為運勢部分的論述主軸，能夠清晰地用《易經》所揭櫫的天地法則予以描繪，以「卦」來做為萬物之間互動對應的元素，進而勾勒出了解運勢真實面貌的入門軌跡。本書由節氣推演出運勢及個性、養生的立論，即是以此為基礎而衍生。

更進一步說，在詮釋不同節氣出生者運勢的表徵時，是據漢代孟喜的二十四節氣卦，加上十二消息卦予以合參。並參考《黃帝內經》的內容，提供讀者透過內外調養的過程修養身心以期強化運勢；而有關方位與顏色的開運建議，同樣係以卦理對應並參酌節氣的變化加以微調。行文時儘量避免典籍文獻中較為艱澀難懂的詞彙，以白話文敘述方便讀者閱讀，但恐怕取捨之間，難免有遺珠之憾，對命理或養生有興趣的朋友，建議可再參考《易經》、《河洛理數》、《黃帝內經》等書。

九．許多人都有感近幾年的氣候有明顯改變，請分享關於氣候變遷最新的觀察分析與對未來的提醒。

台北現況（2000-2023）與未來（2050）節氣氣溫比較表

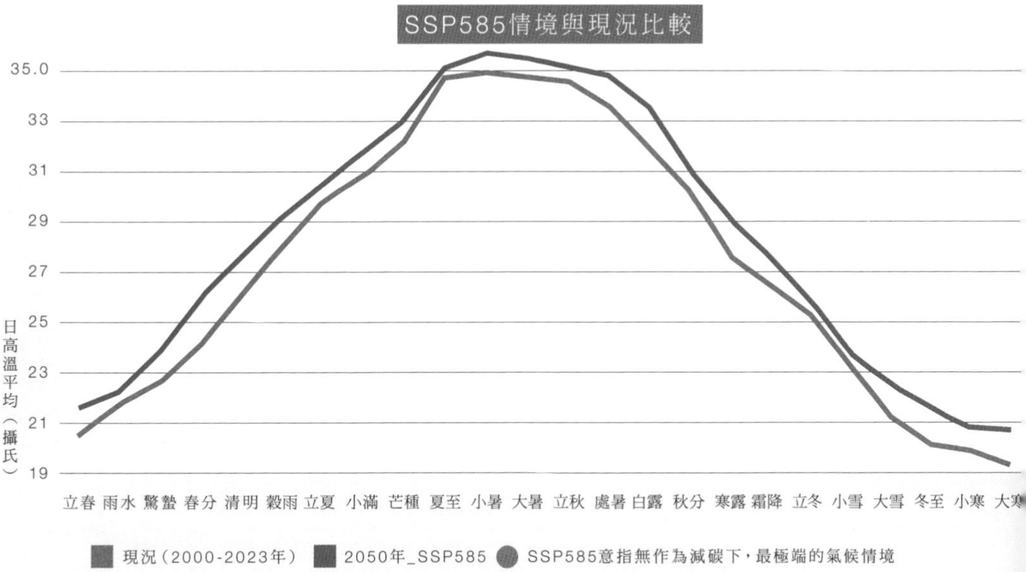

我們最擔心的是在全球暖化下的節氣，會有什麼樣的改變？我們在上一版本中，採用的是一九五〇－二〇〇八年，超過五十年以上的平均溫度，這次修訂新版我們採用的是二〇〇〇－二〇二三年最新的溫度，這是大家很熟悉我們環境已經加速暖化的年份。這兩個平均溫度差已經超過0.71度。根據聯合國氣候變遷專家委員會的第六份評估報告指出，我們目前已經較工業革命時升溫超過1.3度。

雖然我們很努力在推動淨零碳排，可能還會再升溫1-2度。我們以台北的氣溫為例，相較於我們統計二〇〇〇—二〇二三年，可能到二〇五〇年時，各節氣都全面普遍的比現在再升溫1.0度以上，未來二十多年後，二十四節氣的特徵可能會和現在更不相同，例如夏天越來越長，可能超過六個月，冬天越來越短剩下不到一個月。除了要積極改變生活型態外，我們更可能要去適應未來更不一樣的天氣，尤其是進入變動極大的未知的氣候特性。

十．針對全球疫情所帶來的後續影響，請提供大眾在飲食養生及旅遊提案方面的因應之道。

關於飲食養生。

新冠疫情，一個前所未有的全球性挑戰，給世界帶來了深重的影響。這場大疫讓我們深刻體驗到生命的脆弱性，也提醒了我們如何與大自然和諧共存的重要性。截至二〇二三年十月，全球的死亡人數已經逼近七百萬，這是一個驚人的數字，更是一個沉痛的警鐘。

這場疫情不僅僅是對醫療體系的考驗，更是對每個人身體免疫力的考驗。不止是疫苗的空窗期，甚至施打疫苗後，我們都仍可能面臨著被病毒侵襲的危險。這意味著，單靠外部的保護是遠遠不夠的，我們還需要從內部增強自身的抵抗力。

想要與自然和諧共存，意味著我們需要更加尊重大自然，遵循自然的規律，並且提高自己的身體素質。調和身體免疫力，不僅僅是透過飲食和運動，更需要我們有一個健康有序的生活方式和心態。因為適量的運動，均衡的飲食，充足的睡眠，以及保持一個積極的心態，都是增強免疫力的關鍵。而本書所提供的四季養生指引，從積極的意義上來說，正是提供一些簡單易用的法門來教導讀者，學會如何依節而長生、規律以養命，來避免病邪入體，強健體魄。

當然，仍需要提高我們的健康意識，定期進行身體檢查，及時發現和治療身體的問題。在面對疫情這樣的大挑戰時，每個人都應該成為自己的第一醫生，主動了解自己的身體狀況，並且採取有效的預防措施。

最後，當我們覺察自然運作的法則，都該體認到這並不是一場人類與病毒的戰爭，而是一場人類與自然、與自己身體的和解之旅。只有體悟認識與天地共存的重要性，人類才能真正走出這場疫情的陰霾。

關於於旅遊提案。

疫情讓喜愛出國旅遊的台灣人無法出國，造成國內旅遊的人數大增，也帶動重新認識台灣之美的風潮，增加更多深度旅遊之景點，以及出現更多結合在地風土的優質餐廳。然而，在這個轉型變革年代，我們需要深入理解台灣各地的節氣變化與風土條件，更細緻的提出有品質、符合風土節氣與地方文化內涵的旅行、飲食的主張與提案，才能持續耕耘台灣的深度之美。

因此，本書的食材曆與旅遊文化曆只是一種跟著節氣過生活的提案，期待各個縣市鄉鎮的政府單位，或是地方創生組織，能夠再深入翔實的爬梳地方風土節氣特色，提出更豐富動人的食材曆與旅遊文化曆提案。

立春

國曆二月四日或五日

鹽水蜂炮慶元宵
天乾物燥留意火

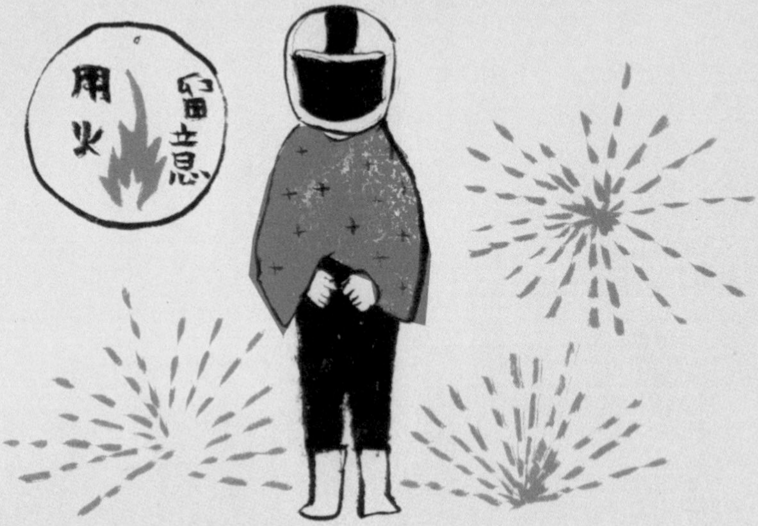

氣象曆

谷底氣溫，反彈回升，低點迴盪。

立春的特性主要在溫度逐漸回升，氣溫在「小寒」和「大寒」降到谷底，「立春」則開始反彈回升，不過還是相當寒冷。所以有句台灣諺語說：「正月寒死龜，二月寒死牛，三月寒死播田夫。」可見立春寒冷的程度。

此時台灣北中南東四地的溫度可說各有特色。北部寒冷；南部舒適；中部早晚冷、中午舒適，日夜溫差大；東部則是早晚涼、中午也涼。

北部處於東北季風迎風面，是台灣平地最先冷的地方，清晨溫度常只有14、15度。白天晴朗時可上升到20至22度，雲多時又掉回17至18度。濕度則主要視乾冷空氣的南下程度，通常冷鋒來臨前較潮濕，冷鋒過後又顯得相當乾燥。

冷空氣從北部至中部已和緩許多，不過日夜溫度和濕度卻相差極大。通常冷空氣南下時中部冷的時間會比北部晚半天到一天，空曠的地形和晴朗的天氣並無法留住白天陽光帶來的溫暖，入夜後溫度急降，至清晨低溫已和北部不相上下。

南部雖不像北、中部的冷，清晨還是有點涼意，通常在寒流來時才會有冷的感覺，少雨多晴的氣候使南部白天溫度常可上升至25度，而南部的濕度在四個區域中也是最低的，乾燥舒適。

東部在立春的氣候則有點像是北部和南部的綜合體，清晨低溫像南部有點涼、中午高溫像北部，不過還是涼，因此日夜溫濕度差也小，和中部呈高反差的情況。天氣則常和北部相反，主要和風向有關係，冬天最常吹北風、東北風或東風，當刮起東北風或北風時，北部陰沉有雨，東部則還可見到陽光；吹起東風時，北部轉晴了，東部卻反而開始下起雨來。

降雨則呈現明顯的南北特性，北多南少、中部和東部居中。不過一旦下起雨來，南部雨勢可不比北部小。北部和東部平均每兩天就會有一天是下雨天，而且一旦下起雨來，幾乎有半天的時間都在下雨，不過下的都是綿綿細雨，下雨的時間則以晚上居多。

古代對立春景色的描述則是「東風解凍，蟄蟲始振，魚陟負冰。」意思是說北風逐漸減弱，並吹起溫暖的東風，大地開始回溫，原在冬眠的昆蟲也漸漸甦醒，而冰封的河海也漸漸融化，可以看見魚兒游泳。

然而事實上應該還不至於能夠那麼快看到這樣的景象，不僅台灣，連黃河流域附近也仍然處於相當寒冷的狀態。

立春於每年的二月四或五日，大約是農曆春節前後，學生也都還在放寒假，除了天氣仍冷，要注意保暖之外，提醒大家也要留意用火安全，尤其農曆春節期間許多人喜歡放鞭炮，此時風速大、濕度又低，相對的很乾燥，一不留意可能就會釀災。

立春生活小叮嚀

1 持續寒冷，出門還是要注意保暖。

2 風速大、濕度低，留意用火安全。

立春氣象資訊

北部

溫度 15—20°c
降雨機率 43%
累積雨量 47mm

中部

溫度 14—23°c
降雨機率 18%
累積雨量 16mm

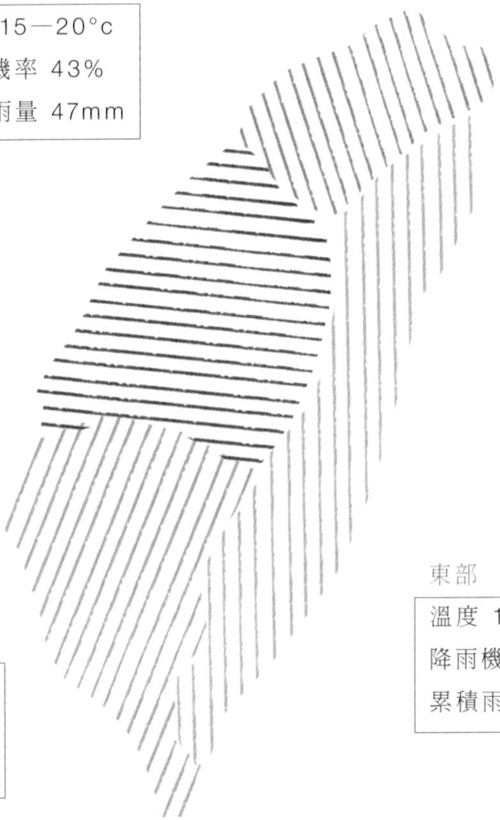

東部

溫度 16—22°c
降雨機率 54%
累積雨量 28mm

南部

溫度 17—25°c
降雨機率 9%
累積雨量 5mm

食材曆

蔥

立春是一年初始，萬物逐漸從寒冬甦醒的時節，大地最旺盛的是根莖作物，古人在立春透過吃春盤來迎春與保健養生，食材是五種具有辛辣味、切成細絲的新鮮生菜，包括蔥、芹、韭、筍、蒜，日後春盤也慢慢演變成潤餅和春捲。

台灣俗諺說：「正月蔥」、「正蔥二韭，卡贏呷肉脯」也呈現立春飲食的特色，農曆十月栽種、經歷寒冬滋養，蔥白特長的青蔥最美味。

此時吃蔥也具養生效果。蔥具有大量的蔥蒜素，能夠殺菌，在腸內也能與維生素B1結合，易於吸收，並能刺激血液循環、活化神經，提高免疫力。

台灣最夢幻的青蔥就是長在宜蘭三星鄉的三星蔥。由於南部的北蔥蔥白較短、質地較粗、較辛辣，只適爆香，不宜生食，只有三星蔥最具滋味，清燙淡中透甜，生吃也極甜脆。

三星蔥的獨特在於吸收宜蘭的風土精華。蘭陽平原，三面環山，一面臨海，雨量充足，日夜溫差大，加上三星位在蘭陽溪上游，水分具有豐富有機質，土地是滲透性與排水性很高的砂岩，讓青蔥更飽滿茁壯。

三星蔥栽培方法也獨樹一幟，不像南部用播種的方式，而是將採收後、挑選過的健壯青蔥當蔥苗，直接植入田畦，藉由分株繁殖方式生長，再以事先輪作的乾稻草覆蓋，冬天防寒保溫，夏天防潮遮陽，讓蔥白延伸得更長。

立春吃青蔥，有如吟唱大地的青春之歌。

立春節氣食物

甜粿、發粿、菜頭粿

台灣傳統過年習俗要吃年糕，甜年糕就用糯米與糖製成的甜粿，「吃甜甜，好過年」，發粿是用糯米、糖與酵母發酵蒸熟，象徵發財好運，另外還要吃用米漿與當令的蘿蔔製成的菜頭粿，要在新年討個好好彩頭。

立春食材表

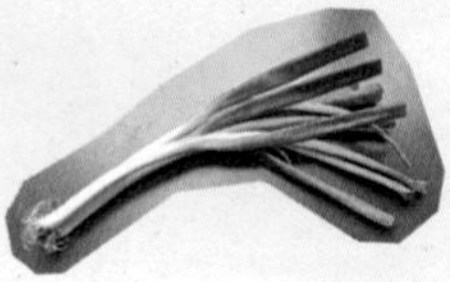

蔥	宜蘭三星、壯圍、宜蘭、員山，彰化溪湖、竹塘
洋蔥	彰化伸港、大城，屏東枋山、車城、恆春
桶柑	新北市新店、三峽，新竹峨嵋，台中和平
花腹鯖 白腹鯖	蘇澳以北，高雄外海

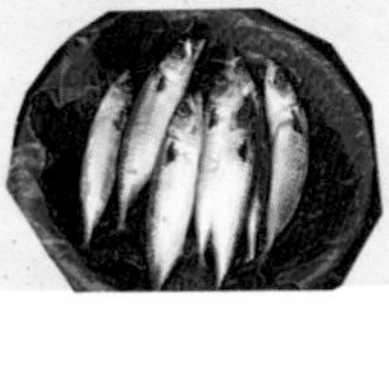

鹽水蜂炮

農曆正月十五的元宵節不是在立春就是在雨水時節，是相當具有歷史文化與娛樂體驗的活動，乾隆時期的台南詩人章甫就寫了一首〈元夕即景〉（元宵又名元夕），前四句頗讓人嚮往當時的繁華：「萬家燈火爛華新，燈市排來瀛島濱。如畫豁開仙世界，終宵斷鎖海關津。」

台灣的元宵節其實充滿移民社會的剽悍色彩。台南鹽水在光緒初年，遭受瘟疫肆虐二十多年，一度造成農田荒蕪、人煙稀少，後來請來關公與各路神明出巡繞境，一路上燃放爆竹，從正月十三到十五連續三天，竟真的驅除了瘟疫，從此燃放蜂炮演變成鹽水的年度盛會，甚至是全台最狂野的元宵景點。

喧鬧的蜂炮只讓我們認識鹽水狂野的表面，古名「月津」的鹽水，曾是重要商港，因為淤積而日趨沉寂，風華歲月實不曾遠離。最重要的佐證是「詩」。

往昔繁華的年代，鹽水成立不少詩社，據說當時蜂炮發射飛上天爆炸之後，會垂下詩句或對聯，真是歡樂中有詩情。像台灣第一位女古典詩人、鹽水出身的黃金川（一九〇七—一九九〇，高雄市議會前議長陳田錨之母），二十三歲就在上海中華書局出版古典詩集，被胡適譽為「宗國遺音」，她嫁到高雄後曾寫下〈元宵思鄉〉懷念鹽水：「輕寒向暖好元宵，閒坐樓頭感寂寥，回首故園今夜月，萬千燈火映人潮。」一到鹽水巷弄閒逛，還能在不少家戶門口看到獨特詩韻的對聯，兼具古典與狂野氣質的鹽水，讓元宵旅遊熱鬧有餘韻。

立春旅遊同場加映

1 鹽水意麵：鹽水是意麵之鄉，這裡只要有空曠地，屋頂或平地處處都在曬意麵。此處是台灣意麵的發源地，改良自福州意麵，加了鴨蛋，增加麵條Q度跟香濃滋味。這裡有好幾家意麵攤，意麵只要在沸水燙個四十秒，灑上自家的肉臊、配上豆芽、瘦肉片，就是一碗清淡好滋味。

2 紅豆冰：一百六十多年歷史的古蹟八角樓隔壁，有家超過六十年歲月的銀峰冰果室紅豆綿綿冰，老闆是八角樓主人、泉州紅糖商人葉開鴻的後代，這碗用柴火熬製的紅豆不甜膩，鬆軟卻有嚼勁，不加糖水、細緻雪白的冰就有七種配方，客人經常外帶清冰回家，每逢鹽水蜂炮季，整條街上必定徹夜排滿買冰客。

養生運勢曆

總結前人經驗冷靜行事；
保健肝腎，冬日飲食，拉筋柔體。

地澤臨

坎為水

澤水困

當太陽到達黃經三一五度時，就是「東風解凍，蟄蟲始振、魚上冰」的立春時節。一般來說，立春往往在國曆二月四日左右開始。在舊曆年之後，天氣型態則是從天寒地坼的嚴冬離開，要朝向溫暖春季的階段。依照漢代易學家孟喜流傳下來的卦氣學說，立春時節的卦氣為坎卦六四，也就是困卦。萬物靜待天時，破困而出。而立春之所以「立」，在傳統社會上，是針對務農的人所說的。經過了秋收冬藏兩個季節的養藏休息，就算糧食沒有用罄，人們也要隨著大地回暖，展開一年的農忙，除了運動身體外，也要為新的一年的糧食做準備。因此立春在古代具有重大意義，甚至古人藉由立春當日天氣狀況，就能斷定接下來一整年的收穫，倘若立春之日天氣清朗，當年將會五穀豐收。

節氣在立春時，時冷時熱，冷暖不定，萬物剛經歷冬天的洗禮從嚴寒中脫穎而出，枝葉嫩芽萌發。出生在立春的人，是代表少女的兌卦以及代表母親的坤卦的組合，個性除了可愛順從令人寵愛之外，更具備包容、質地良善的純樸之心。破壞與疾病是在立春出生之人得要面對的重要課題，兩者皆考驗著立春出生之人的彈性與靈活度。值得注意的是，此節氣出生之人，具有面對困厄不屈不撓，能夠總結前人經驗的特質，因此在面對各種不確定的狀況，總能守得雲開見明月。

反應在事業上，本節氣出生之人除具備沉著、穩定度高的特質外，也具擔任集團、組織領導人的潛能；在財運與投資理財上，短期報酬會比長期投資來得好；感情則有賴君子見機、達人知命，減速慢行、見機行事，切勿衝動，冷靜行事才會有較理想的結果。

立春養生守則

反應在身體上，春天屬木冬天屬水，位處一年之交的立春，雖然已經是萬物蠢蠢欲動、萌芽的春天，卻還是有冬天的氣候特徵，五臟六腑需要格外注意肝臟和腎臟的保健。在飲食的挑選與料理上，立春時節可以維持冬日的飲食習慣，進食熱量與溫度相對較高的食物，並多補充蛋白質；而面對變化多端的立春天氣，宜多攝取維生素，避免病邪入侵。在生活起居上，建議晚睡早起以養春陽。在天氣較為穩定溫暖的時候，進行拉筋等體操運動，讓身體逐漸恢復彈性與柔軟度。

立春開運建議

東北方可以開啟事業幸運星並且有利婚姻關係；西方能促進家運並且豐富財富；西北方不但可以強化人際關係，同樣也有助於學業進展，人際關係的往來互動需要加強的也可以參考這個方位。

整體幸運顏色為黃色。黃色與米色混搭，可以增強活力印象；黃色加上粉色可以為愛情加分；與黑色搭配則能增添成熟氣質。

雨水

國曆二月十八日或十九日

春雨綿綿農始耕
少酸增甘食養生

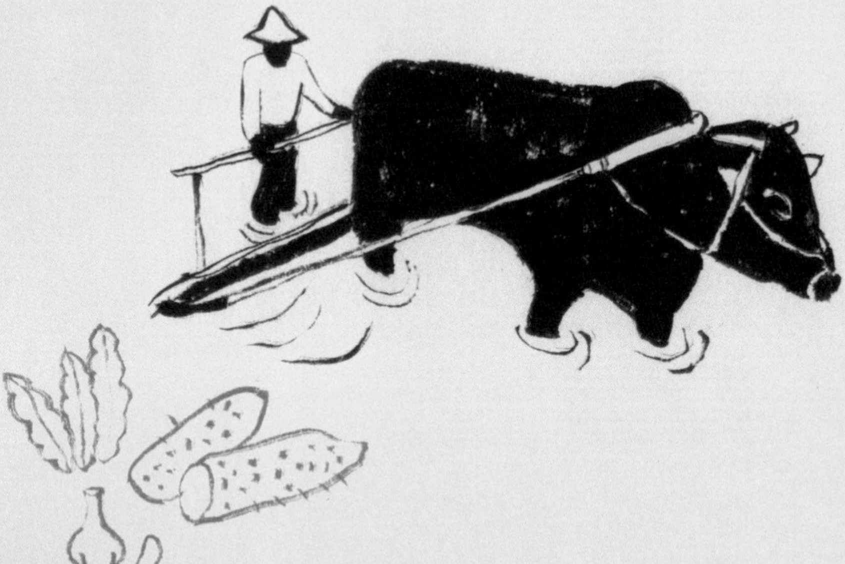

氣象曆

雨打元宵，綿綿不絕，農夫始耕。

「雨水」在溫度上的特性則和立春差不多，依然是北低南高，中部日夜溫濕度差大，東部日夜溫濕度差小，比立春暖一點，但還是冷。

「雨水」的特性充份表現在下雨這件事，不過是中、北及東部為主，南部還無法感受雨水帶來的滋潤。對照台灣的氣候，雨水這時節大約是春雨期，亦即南方水氣開始旺盛，但仍不如梅雨季。

此時北部、中部和東部下雨的天數變多了，尤其北部和東部幾乎有一半的天數都在下雨，總雨量也有略微增加，出門最好帶把傘。南部則是降雨日的降雨時數和平均雨量都減少了，幾乎感受不到雨水的滋潤，仍是一年中的旱季。

從長期的氣象統計資料來看，雨水這個節氣的氣候反而比立春這個標榜變化的節氣來得更不穩定，主要是受到聖嬰現象和反聖嬰現象的影響。聖嬰反聖嬰指的是東太平洋靠近赤道區域的海水溫度，如果連續五個月的溫度較平均值高0.5度，就可稱聖嬰，若低於平均值0.5度則稱為反聖嬰，海水溫度會影響大氣環流，造成溫度和水氣的變化和往常不相同。聖嬰反聖嬰是一種大自然的循環，和全球暖化沒有直接關連，但最近也有許多研究指出，當暖化後，聖嬰反聖嬰的特性可能會產生一些變化，變得更加難以捉摸。

通常在聖嬰年的隔年，台灣附近的春雨會明顯增加。反聖嬰年的隔年，春雨常常會晚到，甚至幾乎不下雨，近年來春雨可預測度也越來越低。雖然對一般人來說，可能就只是要不要帶傘的分別，對農民而言，沒了春雨可以說是苦不堪言，因為春雨雖不多，但對農作物生長卻有關鍵影響。這也是為何近年來大家討論氣候議題時，總圍繞在聖嬰或反聖嬰年上，而全球暖化更是未來對節氣掌握的一大難題。

和雨水有關的諺語則有「雨打元宵燈，日曝清明前」，意思是說通常元宵節會落在雨水這段時間，而元宵節如果下雨的話，就表示清明節前會缺雨。不過這跟真實的情況可能有點出入，而且跟地點有關係。

如果是在北部、東北部和東部，受到東北季風影響，元宵節下雨其實是常有的事；若是在中南部的話，就要看是哪一種雨了，如果是因為北方冷氣團很強所造成的冷鋒型綿綿細雨或小雨，則表示該年北方乾冷空氣比較強，真的有可能在清明前缺水，如果是因為南方系統提早增強所造成的鋒面降雨，則通常雨勢較大，清明前不但不會缺水，甚至還可能會多雨。

依古時候的物候，在每年的二月十九或二十日至三月四或五日期間，可以觀察到的現象是「獺祭魚，候雁北，草木萌動」。類似於立春的物候，皆有大氣回春的意涵。意指隨著溫度回暖，水獺開始可以捕到魚，而且還取魚祭天，感謝大地回暖，而候鳥在南方度過寒冬之後，也開始返北，草木則因為可以吸取到較多陽光帶來的養份，也開始萌芽生長。

雖然溫度已逐漸回升，不過此時在台灣還是相當寒冷，低溫平均只有15到18度，高溫也只有22到26度。以南部最先感受到春天的氣息，溫度有較明顯的上升幅度，北部和東部則依然相當寒冷，不時有冷氣團或寒流南下，因此還是得注意保暖。

雨水生活小叮嚀

1 天氣仍相當寒冷，冬衣還不能收。

2 中南部日夜溫差大，早晚仍要注意保暖。

3 春雨季到來，降雨機率提高，外出最好多帶把傘。

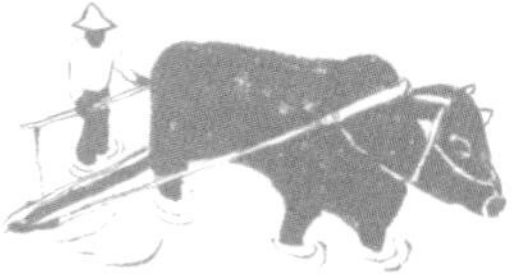

雨水氣象資訊

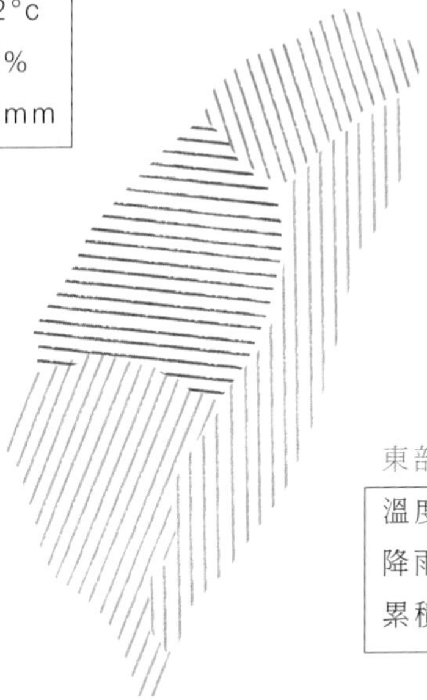

北部

溫度 15—22°c
降雨機率 42%
累積雨量 82mm

中部

溫度 15—24°c
降雨機率 20%
累積雨量 35mm

南部

溫度 18—26°c
降雨機率 10%
累積雨量 8mm

東部

溫度 17—23°c
降雨機率 48%
累積雨量 37mm

蓮霧

蓮霧是熱帶水果，產自馬來半島與南洋群島、土名Liem-bu，荷蘭人引進台灣之後，依據土名改為染霧、南無或菩提果。

自古以來，蓮霧一直被文人雅士歌詠，飽滿多汁誘人親近，福建巡撫王凱泰在光緒元年（一八七五年）來台巡視，就對蓮霧發揮豐富的想像力：「南無知否是菩提，一例稱名佛在西，不染雲霧偏染霧，慈航欲渡世人迷。」

蓮霧營養價值高，含有維生素C能抗氧化，豐富的膳食纖維幫助消化，也有利尿、消除疲勞的效果。

原本產季在夏天的蓮霧，搖身一變成為冬日與初春佳果，其中也是一則傳奇。

由於屏東枋寮、林邊沿海地帶鹽分高、海水倒灌，造成土壤貧瘠，讓蓮霧樹著根不深，生長緩慢，卻迫使果樹掙扎求生，讓精華養分集中在花與果實，反而結出驚人甜美的果實。果農為了避免梅雨影響品質，甚至調整蓮霧產期，利用修枝和罩黑網、改良品種與催花結果，讓五月開花的蓮霧樹被催眠，在漫漫長夏沉睡，一直到南部陽光熱力四射、雨水相對較少的十月才被喚醒，再開出燦爛的花，在冬日與早春結出碩大脆甜的果。

夏天的夢幻水果太競爭，春天水果反而青黃不接，蓮霧轉台來稱王，也讓春天多了讓人盼望期待的食物。

雨水節氣食物

湯圓、客家菜包

元宵節吃湯圓，代表慶團員，傳統北方人吃包芝麻、花生餡或是五花肉的大顆湯圓，放在沾滿糯米粉的竹筐中，用手搖方式滾出大顆湯圓，南方則吃用手工揉捏的小顆湯圓，台灣則是大湯圓與小湯圓兼容並蓄，客家人還吃包著蘿蔔絲、香菇、蝦米與絞肉餡料的菜包。

雨水食材表

蓮霧	高雄六龜，屏東高樹、新埤、南州、林邊、佳冬、枋寮、鹽埔、長治
胡蘿蔔	彰化芳苑、雲林四湖、東勢，台南將軍、佳里、西港
印度棗	台南玉井、南化，高雄大社、岡山、阿蓮，屏東里港、鹽埔、高樹
黑鯧與白帶魚	基隆外海，彰化外海
白腹魚(白北仔)	西部海域

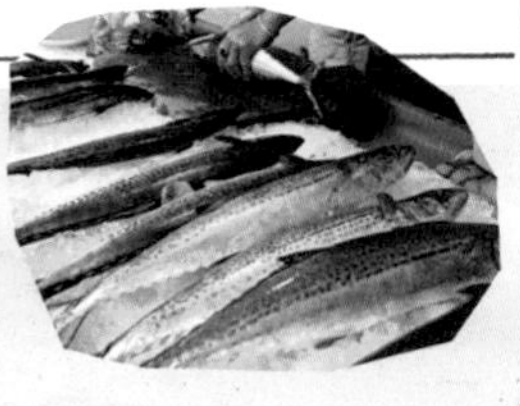

旅遊文化曆

日月潭賞櫻

早春的氣息，盛放在台灣最美的祕境日月潭之中。台灣原生種、花色緋紅的山櫻花，從二月開始，就沿著日月潭公路四周蔓延開來。

順著公路環湖一周，單株或三五成行的山櫻花四處招手，在救國團青年活動中心、文武廟山壁附近綻放得更茂密，如果搭乘日月潭空中纜車觀賞櫻花祭，視野更遼闊，景致更迷離。早春時節氣候變化多端，一會兒騰雲駕霧，一下子晴空萬里，湖光山色乍隱乍現，眼底下的櫻花像一條火龍在綠林中蜿蜒遊走。

日月潭的九族文化村有兩千多棵緋寒櫻，種植得更密集，紅豔豔如火燎林。還沒進入九族文化村，兩旁盛放迎賓的櫻花林就已經吸引遊客停車觀看，園區也有遊園賞櫻小火車，穿梭櫻花林，從密林的縫隙中探尋天際，像是坐井觀天，連天空都浪漫如火。

再細看，每顆櫻花樹都裝上燈光，九族文化村最特別的就是夜櫻八景，透過各色燈光讓夜晚的櫻花林更豐富多彩，有如火樹櫻花，櫻之光廊的華麗。

春來日月潭賞櫻，有如探訪青春洋溢的少女心，景色隨晴晴雨雨，時時刻刻都在變化，春光不老，只是易逝，賞櫻要趁早。

雨水旅遊同場加映

1車埕林班道：越過日月潭山頭，水里的車埕有另種驚喜。群山環繞的車埕，早年是林業伐木的集散地，整個車埕村聚落因為林業興起而聚集，也因為林業衰落而蕭條，但是轉型為觀光勝地之後，更為優雅沉靜。這裡有個小湖，是將過去蓄木池重新整理而成，像個具體而微的日月潭，林班道商圈環湖而立，可以在此用餐、吃下午茶，靜靜與湖光山景相伴。

2埔里鯉魚潭：這是埔里知名的觀光景點，跟日月潭相比，更為幽靜，可以漫步堤岸小拱橋與湖濱步道，鯉魚潭又名小西湖，因為堤岸遍植柳樹，風吹柳動，柳暗花明。湖畔旁是埔里農會酒莊，用新鮮玫瑰花瓣與甘蔗基酒低溫密封，經過九個多月熟成的「真情玫瑰」，有荔枝香氣，彷彿也飲下埔里的好山好水。

養生運勢曆

堅持基本原則；少酸增甘，調養脾氣。

地澤臨

坎為水

地水師

立春之後，緊接著便是雨水。節氣在雨水時，天氣型態較立春稍微溫暖卻同樣不穩定。立春時百花爭放暗地飄香，桃花、李花、杜鵑花、山茶花將一整個春天綻放得熱鬧非凡，萬物從冬季的深睡中甦醒，人間在慶祝舊曆新年，而雨水則大概是農曆年的元宵節左右。若更細緻地依照漢代易學家孟喜流傳下來的卦氣學說的分類，雨水的卦氣為坎卦九五，也就是師卦。萬物蠢蠢欲動，生機萌發。

俗諺有云：「雨水連綿是豐年」，此意味著倘若在雨水時節能充分降雨，那麼接下來這一整年的作物都會有豐收的機會。當節氣進入雨水時，言外之意也代表經歷春節節慶的農民、漁民與所有勞動者，都應該要收起玩心，開始為未來的豐收辛勤耕作了！

雨水的天氣型態是立春的加強版，此時除了春風料峭，同時也伴隨著晴雨不定，整體而言氣候狀況是又冷、又熱、又潮濕、又乾燥，可說是非常紊亂。而這正意味著立春之後大地的陰陽交鋒異常劇烈。這種特性也反應在雨水出生的人的個性與氣質上。出生於雨水節氣，命中注定要面對像春天氣候般多重複雜的情境，也就是說，在人生的各個舞台上具備了臨危不亂處變不驚的基本特質。

在事業上，雨水的人隨意靈機一動就有可觀的想法，卻同時也要面對執行上恆常出現的紊亂場面；而多樣的理財工具也極可能讓在此節氣出生的人，同時嘗到苦果與甜頭，投資上建議委託專業人士代打操盤；在感情上雖然被動但內在能量充沛飽滿。一般來說，此節氣出生之人，在行事上只要確確實實注重行事上的基本原則，堅持行事正義，就不會有不吉的現象與結果發生。

雨水養生守則

在此暖長寒消的雨水節氣，睡眠可採晚睡早起、中午補眠的策略，順應陽氣與陰氣的消長；起床之後若有時間餘裕，古人建議可「廣步於庭」，也就是在離家不遠的室外，進行簡單的暖身操或者是散步，呼吸新鮮空氣，啟動身體的血液循環，保持心情的暢快。在吃食上可以採取少酸增甘的進食原則，調養脾氣，這個節氣的食材，山藥、香椿與大蒜都是不錯的選擇。

雨水開運建議

東北方可開啟事業幸運星並有利婚姻關係；西方能促進家運與豐富財庫；西北方可以有助於人際關係的發展與人脈的累積，同時能改善課業及公司內部的人際互動；西南方則有益個人健康並護佑出入平安。整體幸運顏色為黃色。黃色與綠色混搭，可以增強企圖心和積極感；黃色加上紫色可以讓感情快速加溫；與黑色搭配則能增添成熟但聰慧的特性。

驚蟄

國曆三月五日或六日

春雷乍響大雨下
韭菜當令最清香

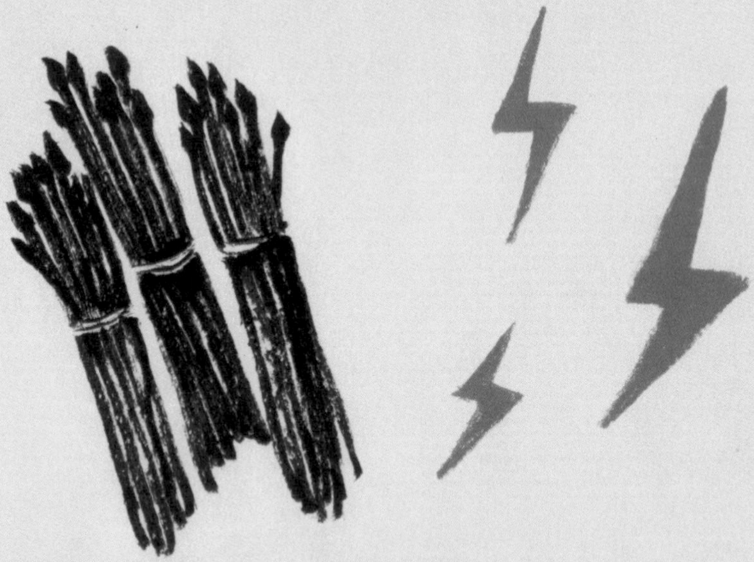

氣象曆

春雷響，大雨下，溫度升，花開天暖好時節。

驚蟄意指第一道春雷出現，並驚醒許多冬眠中的生物，有萬物萌生的意思，這是一個非常有聲音及畫面想像的特殊節氣，時間約在每年的三月五日或六日。傳統二十四節氣中有許多很難在台灣適用，唯有驚蟄在台灣依然可以作為一個主要參考指標，特別是台灣許多農民也透過初雷出現在驚蟄之前或之後，判斷未來一年雨水是否充足。過去閃電統計資料則告訴我們，台灣每年真正的第一道春雷，經常不是出現在驚蟄這天，而是多半提早。

根據近六十年來台北氣象站的資料，只有五年（一九六〇年、一九六二年、一九九九年、二〇〇四年及二〇〇八年）的初雷晚於驚蟄，而二〇〇九年的初雷則剛好出現在驚蟄這天。乍看之下驚蟄和初雷似乎對不太起來，然而若細想台灣的地理位置及二十四節氣發源地——黃河流域，則不難理解其原因。台灣位置偏南，南方水氣的發展勢必會先影響到台灣，進而再影響到偏北的黃河流域，因此初雷在台灣總是提早到也不令人意外。因此若要以初雷出現的時間來定義驚蟄的話，台灣的「驚蟄」可能在一月底到二月初比較適合。

不過可能驚蟄前後出現的雷通常是由旺盛對流所引起，而且會下起滂沱大雨，因此許多老前輩們才會有此感覺。至於農民們用初雷和驚蟄的相對時間關係來判斷今年降雨是否充足，以現今科學角度視之是還滿有道理的。若驚蟄之前就有強對流型的打雷閃電，表示今年南方暖濕氣團發展較迅速，水氣量較多，因此雨水也會比較充足。相反的，驚蟄後才有春雷大雨的話，表示南方勢力發展較緩，雨季來得慢，比較有可能造成乾旱。

驚蟄的另一個氣候特色則是降雨型態的轉變，春分和雨水下的雨仍然是冬季的綿綿細雨，驚蟄後則開始慢慢出現滂沱大雨。當然氣候變動是循序漸進的，而非一夕之間就改變，因此仍時有綿綿細雨，但偶爾有滂沱大雨。

到了此時，溫度又再回升，可以較明顯感受到春天的暖意，不過北部依然略微有寒意，溫度在16到23度；中部日夜溫差大，約16到25度；南部就真的彷彿進入春天了，相對來說較舒適，溫度約19到27度；東部仍然偏涼，不過早晚寒意略微消退，約17到23度。

驚蟄的三個物候則分別是「桃始華，倉庚鳴，鷹化為鳩」。意指到此時桃花開始盛開，黃鸝鳥也開始啼叫，老鷹漸漸躲藏起來繁殖後代，鳩則開始鳴叫求偶，其實也是描述春天萬象更新的景象。

這些景象在現今都市化的社會中可能已經很難看到了，不過仔細觀察還是能發現周遭環境確實越來越有朝氣蓬勃的感覺。隨著天氣變暖，此時也很適合出遊，不過由於驚蟄仍是季節過渡時期，還是要注意冷暖及天氣變化較不穩定，穿著保暖上還是要多留意，出門也不要忘記攜帶雨具。

驚蟄生活小叮嚀

1不再只有毛毛細雨，偶爾會出現雷雨，出門不要忘記攜帶雨具。

2天氣和溫度變化仍大，得多依照天氣變化穿著，以免著涼。

驚蟄氣象資訊

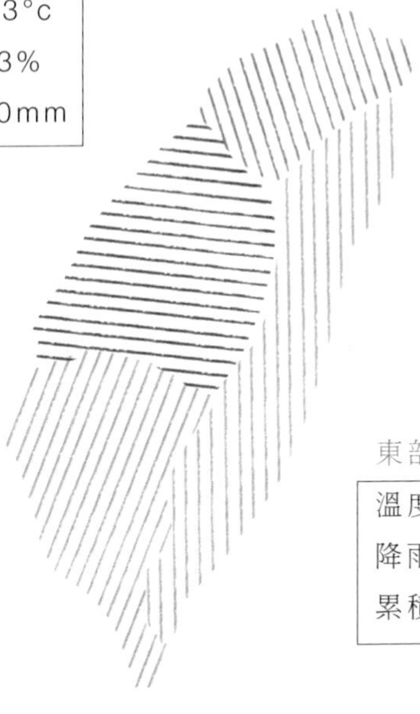

北部

溫度 16—23°c
降雨機率 43%
累積雨量 70mm

中部

溫度 16—25°c
降雨機率 24%
累積雨量 34mm

南部

溫度 19—27°c
降雨機率 9%
累積雨量 8mm

東部

溫度 17—23°c
降雨機率 47%
累積雨量 37mm

食材曆

韭

農諺說：「二月韭」，韭菜有豐富維生素，可以消除疲勞、促進腸胃蠕動，硫化丙烯的成分還能殺菌，春天吃韭，能煥發精神，帶來元氣。

春天吃韭有另一個原因，《本草綱目》上說：「韭菜春食則香，夏食則臭。」因為韭菜怕冷怕熱，攝氏10度以下的低溫，攝氏33度以上的高溫，都會讓葉片轉黃喪失口感，唯有春天的韭菜口感最清香嬌嫩，夏韭纖維粗又老，就不宜多吃了。

韭菜生命力旺盛，能不斷採收，在古代也是祭奠先祖的食材，《詩經》寫著：「四之日其蚤，獻羔祭韭。」農曆二月獻上羔羊與韭菜來進行早祭。《禮記》也提到：「庶人春薦韭，配以卵。」用雞蛋炒韭菜來祭祖。

栽種好吃的韭菜可不簡單，韭菜收成前一個月，韭農要在韭菜根部鋪上一層厚木屑，阻絕陽光，延長韭白長度，增加口感。由於韭菜身軀低矮且柔軟，採收時必須費力蹲在田畦上，一把一把的抓穩、割下，維持韭身與韭白的完整，力道拿捏與割取部位要靠經驗與深功夫。

韭黃則呈現另一種韭菜的滋味。生產

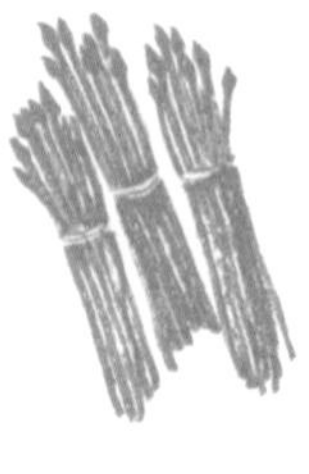

韭黃很費工，利用遮斷陽光的技術，讓韭葉失去葉綠素變成韭黃，中國漢代皇室為了吃韭黃，還蓋溫室來培育韭黃。台中清水鎮是台灣的韭黃之鄉，清水人早期用草蓆、肥料袋覆蓋，後來改為塑膠皮與黑遮光網覆蓋。

品嘗春韭，品嘗春天的禮物。

驚蟄節氣食物

梨

中國在驚蟄節氣傳統習俗吃梨，台灣則沒有這個風俗。在驚蟄時節氣候依舊寒冷多變，梨能潤肺止咳，可以生吃、搾汁、或是用蒸烤方式，來吃梨，由於梨的諧音是「離」，驚蟄吃梨也有與害蟲分離的意涵。

驚蟄食材表

韭菜	桃園大溪，彰化埔鹽、田尾，花蓮吉安
韭黃	台中清水
豌豆	彰化二林、竹塘、芳苑
枇杷	台中新社、太平
鰹魚	台灣東部

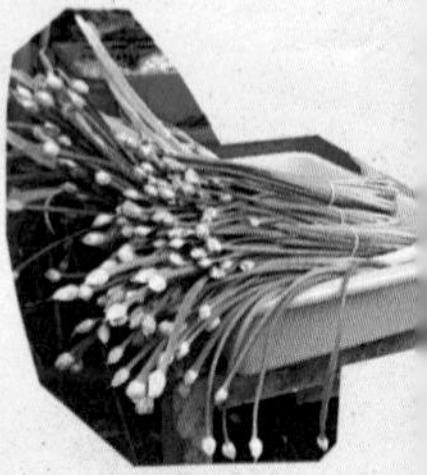

內門宋江陣迎觀音

跟浪漫櫻花季相比，高雄內門卻是春風耀武，鼓浪揚威。

流傳三百多年的內門宋江陣，農曆二月十九日觀音誕辰這天，在供奉觀音的紫竹寺內，五十多隊陣頭擺開陣式護駕繞境，全區將近兩萬人口，就有八千人加入陣頭繞境，村村有陣頭，戶戶有團員，眾人表情專注嚴謹揮舞斧頭、單刀與盾牌，架式十足，剛猛有力。

清朝時期，南部經常有盜匪打家劫舍，內門人透過操演宋江陣（相傳是水滸傳宋江攻城的武陣）組織民間自衛團體，也曾成為抗日主力，現在則融入地方節慶與廟會，昇華為藝陣。

宋江陣不只看熱鬧，也有多元族群文化特色。內門多半是平埔族後裔，也有不少具有平埔文化的陣頭。平埔宋江陣擊鼓聲音較為低沉，節奏感也比較短促，隊形更融入祖先狩獵梅花鹿時的半蹲馬步。現在高雄縣政府也舉辦創意宋江陣，由大專院校組團比賽，結合武藝跟舞蹈，用創意傳承文化，甚至還有純女性的隊伍，增加內門宋江陣觀光的熱鬧氣氛。

內門剽悍的風氣，也來自險惡地形的影響。內門古稱羅漢門，繞境內門的二仁溪，將兩岸丘陵切割成稜角分明的山形，有如羅漢把守溪谷兩側，漢人根據平埔族語譯音與山形，改為羅漢門。

內門山勢像列隊飛行的雁群，加上晴雨不同特色，「雁門煙雨」成為清代著名的台陽八景。乾隆年間詩人章甫寫著：「濛濛灑落雁門前，幾度風吹斷復連。好景居然山水畫，一重雨意一重煙。」

三月煙雨，內門也濛濛！

驚蟄旅遊同場加映

1 觀亭紫竹寺：位在內門觀亭村、康熙年間興建的內門紫竹寺，是內門信仰中心、也是台灣最具規模的觀音媽廟。內門也盛產花生糖，大街小巷與寺廟周圍，都有小販推車販售花生糖，這是用煮熟的麥芽糖加入花生攪拌，壓成方塊的花生糖，販售前才用刀切成小片，是極佳的供品與伴手禮。

2 萃文書院：紫竹寺附近有一座成立於一八四四年的萃文書院，這是地方人士贊助興學的書院，成為南台灣文教重地，鄰近的旗山、關廟、歸仁、田寮、美濃的學子也都來此就讀，現在雖改成孔廟，仍可感受昔日的鼎盛學風。

3 三〇八高地：三〇八高地是內門和台南左鎮、龍崎交界的高地，由於海拔標高三〇八公尺，被稱為三〇八高地。從三〇八高地觀景樓遠眺，可以看到如月球表面荒涼猙獰的月世界與嘉南平原，如果氣候狀況良好，甚至還能看見台南海岸。

養生運勢曆

堅定意志、百屈不撓；多食養肝食物，避免運動傷害。

地天泰

坎為水

風水渙

春日一聲雷。當太陽行經黃經三四五度的時候，便抵達了「鴻雁來、草木萌動」的驚蟄時節。這個時期自然界萬物都因應乍響的春雷全面清醒，昆蟲在回暖溫熱的環境中活動，森林中的走獸被喚醒，樹林裡的飛禽也撲拍上了枝頭，為的是沾染陽光溫暖的熱氣。而古代生活在城中的人們，則習慣將在冬日收藏起來的夏季衣物取出來抖動，並沿著屋子的外牆邊緣，灑上一圈石灰粉，確保接下來的日子家戶不受害蟲滋擾。

在節氣特性上，驚蟄延續了雨水的節氣特性，尤其春雷躁動後，是更加春雨綿綿了。驚蟄天地氣交，促成土壤氣溫升高，草木萌生，萬物生長。從卦象上來看，驚蟄是代表著大地的坤卦，與代表著天的乾卦的組合。若更細緻地依照漢代易學家孟喜流傳下來的卦氣學說的分類，驚蟄的卦氣為坎卦上六，也就是渙卦。生氣渙散開來，萬物開始交集。

因此在驚蟄出生的人，不但具有溝通協調的優勢，活動力、號召力與爆發力也都很強。在事業上，驚蟄出生的人佔有天時地利的優勢，只要做到人和，事業自然順遂；投資理財重視物質、同時認為人脈等於錢脈，因此在經營人際關係上一點都不馬虎；感情上需注意千萬不能逼人太甚，一切以順應自然為尚。一般來說，此節氣出生之人，只要意志能夠堅定，凡事多為別人設想謀福利，自然能聚結群眾的力量，成就他人也豐富自己的人生。

驚蟄養生守則

當節氣走到驚蟄，基本上已經全面脫離了冬日的氣候型態。在五行上，春日屬木，木主肝（肝主情緒波動），因此本季在肝臟的養護上相對的重要。再者，驚蟄時太陽走到黃經三四五度，頭、肝、胃則是此節氣的保養重點，尤其肝脾不調、肝胃不和的狀況要多加防範。建議在飲食上可以多攝取絲瓜、海帶、苦瓜、木耳等養肝食物；而運動時切勿太過早起運動，操之過急反而可能造成運動傷害，而誘發心肺疾病，慎之。

驚蟄開運建議

東北方可挹助事業與身體健康；西方有利於財運與課業、工作上的晉級；西南方庇佑個人出入平安與婚姻關係；西北方可以帶來家庭和樂人際圓滿。

整體開運顏色為屬木的綠色系。綠色搭藍色，可以增加人際關係中的歡樂成分；綠色與黃色的組合則能讓人更加親近，不易有疏離感，同時也能讓愛情與感情加分。

春分

國曆三月二十日或二十一日

天暖櫻花開
春蕉好風味

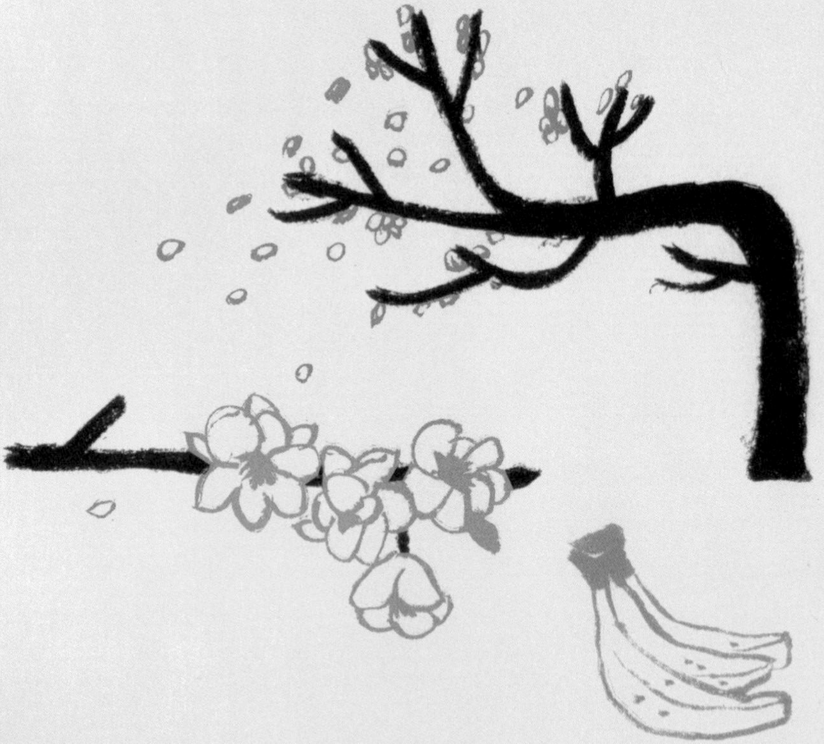

氣象曆

過了春分，太陽直射赤道以北，天氣漸暖，降雨漸增。

「春分，暝日平分」，是春天最貼切的寫照，因為春分最主要的特色是表現在天文上。春分這天陽光直射赤道，全球任何地方的日夜時間都等長。過了這天，北半球白天逐漸變長、夜晚變短。

進入春分之後，台灣的降雨量略微增加，尤其中南部，台中、嘉義和高雄在這時期的年平均雨量都比驚蟄時更多。

春分期間一旦下雨，雨勢也比雨水時期大。此時的主要降雨來源仍然是鋒面雲系，偶爾則會有來自中國南方和台灣海峽的對流雲系。不過這時鋒面位置都比較偏北，影響的範圍多是北部和東北部，因此北部及東北部大約每兩天就會有一天是下雨天，中南部則比較容易受到南方水氣和雲系的影響，雖然不常下雨，平均約三到六天有一天會下雨，但雨勢比較大。

東部雖然雨勢最小，但要特別注意晚上的大雨，晚上東部吹起的陸風（從陸地吹向海洋的風），容易和暖濕的東風在海岸線形成旺盛對流而下大雨，不過這也得要有足夠水氣配合才行，機會不算很多。東部主要還是以鋒面末端和東北季風影響最為常見，因此雨勢也大多是綿綿細雨。

進入春分之後，南部將開始變得有點炎熱，溫度已經有21到28度，中、北部和東部則比較舒適，溫度約17到26度。雖然三月下旬明顯變得暖和，不過仍得留意北方偶有冷空氣南下，先不要急著收厚重的棉被和外套。

諺語「二八亂穿衣」也是此時節的寫照，意思是說每年農曆二月（驚蟄、春分）和八月（白露、秋分）天氣多變，時晴時雨、時暖時冷，很容易穿錯衣服。所以出門前最好還是先關心天氣。

而春天也是容易起霧的季節，有句諺語「春濛曝死鬼」就是在說春天起霧時，表示未來幾天將晴朗少雨，溫度也會明顯上升。主要原因是北方有冷高壓出海，台灣常會出現萬里無雲的穩定天氣，因此夜晚輻射冷卻造成的降溫也相當明顯，清晨就會出現濃霧。不過上午太陽出來後，濃霧也會逐漸散去。

雖然到春分天氣已變得比較暖和一點，甚至有時在高壓籠罩之下，偶爾會有點熱的感覺，不過冬衣還不要急著收，季節仍處於轉變的不穩定狀態。外出則要開始注意有些蚊蟲漸漸多了，尤其到郊外從事戶外活動，也要注意蜜蜂等昆蟲的叮咬了。

春分生活小叮嚀

1別急著收冬被和外套，偶爾還是用得著。
2溫度變化大，要多關懷長輩的身體健康。
3春暖花開，出外踏青也要小心蚊蟲叮咬。

春分氣象資訊

北部

溫度 17—24°c
降雨機率 44%
累積雨量 82mm

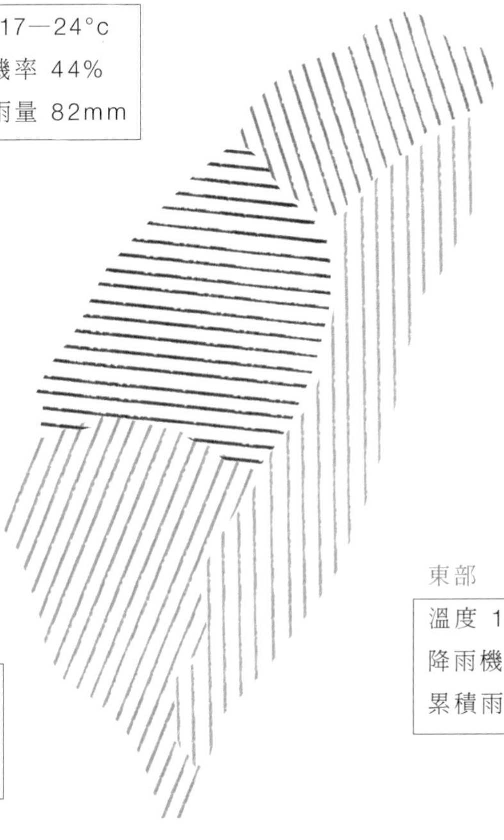

中部

溫度 18—26°c
降雨機率 33%
累積雨量 48mm

東部

溫度 18—24°c
降雨機率 49%
累積雨量 37mm

南部

溫度 21—28°c
降雨機率 15%
累積雨量 14mm

食材曆

香蕉

香蕉一年四季皆盛產，唯有三月春蕉最春嬌。夏蕉因為雨水多、氣候熱，口感鬆軟，只有過冬採收的春蕉，飽滿結實，口感最香Q。

香蕉被稱為快樂之果，因為含有色胺酸，這是天然的胺基酸，大腦製造血清素的原料，能夠讓人舒壓放鬆，降低焦慮沮喪感，加上香蕉還能降低血壓、防止胃酸，促進腸胃蠕動，增強免疫力，讓人快樂又健康。

香蕉自清初先民從廣東、福建引入後，就一直是台灣重要水果，乾隆年間從浙江來台的詩人孫霖，就寫著：「四季番花總是春，牙蕉香檨滿盤新」，香蕉與芒果充滿春之氣息。李時珍在《本草綱目》說：「其肉甜如蜜，四五枚可飽人，而滋味常在牙齒間，故名甘蕉」，甘甜的香蕉在牙間盈滿蜜香，難怪也稱牙蕉。

香蕉閩南語叫金蕉，曾經是台灣出口日本賺外匯的重要物產，因為日本人視香蕉為幸福果，可以幫助產後婦女恢復元氣的珍果，日治時期有計劃在台灣栽種輸往日本，一直到現在，春蕉都是日本人最愛的台灣物產。

台灣香蕉產地集中在南投與高雄，南

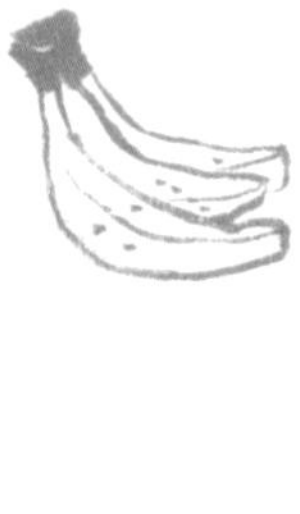

投中寮的蕉園都在山坡地，日照充足、水分適中，但土地較貧瘠，栽種時間長，香蕉外型較嬌小圓潤，口感緊實香濃，俗稱「山蕉」或台中蕉。位在楠梓仙溪溪谷的旗山，香蕉種在田裡，體型碩大、顏色亮麗金黃，叫「田蕉」。

快樂水果，唯有春蕉。

春分節氣食物

潤餅

農曆二月初二土地公生日，也經常落在春分附近，由於以往春分是農民祭祀土地神、祈求豐收的時刻，後來土地神神格化為土地公之後，就以頭牙慶祝土地公生日來取代春分祭祀。北部頭牙習俗吃潤餅，潤餅皮包著豆芽菜、紅蘿蔔絲、豆干、花生粉與香菜。

春分食材表

菜豆	高雄美濃，屏東鹽埔、萬丹、九如、高樹
香蕉	南投國姓、南投市、中寮、水里，高雄旗山、美濃，屏東高樹、里港、新埤
楊桃	苗栗卓蘭，台南楠西，屏東里港
油魚	屏東東港

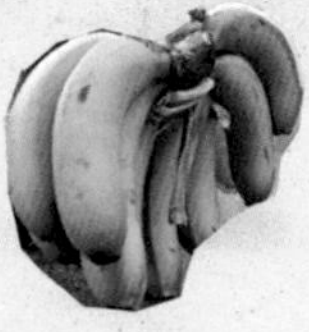

旅遊文化曆

陽明山、阿里山與烏來櫻花季

春分氣候回暖穩定，中國自古在農曆二月十五日（大約是春分時節），就有祝賀百花之神的花朝節，出門賞花拔菜的挑菜節，或是撲蝶會，四川叫做踏草節，福建則是踏青節，青春少年都趁著風和日麗結伴出遊，拈花飲酒。

春分最大的盛宴是賞櫻，二月日月潭櫻花季之後，阿里山、陽明山、烏來接棒盛開。除了本土特有的緋寒櫻，台灣櫻花起源跟日本殖民歷史有關。阿里山的日本櫻花，是在一九〇三年日治時期引進，陽明山竹子湖則在一九一二年引進，這兩地是引進日本櫻花最早的區域。

有台北後花園之稱、古名草山的陽明山，自古就是文人雅士與民眾春遊賞花的主要場所。詩人陳逢源，在一九三八年的〈草山行〉描寫陽明山花季與竹子湖櫻花綻放的詩意：「春來桃杏花如海，躑躅殷紅疑剪綵，紗帽山邊酒易香，竹子湖頭櫻猶在。」

台北縣的烏來，則以多元的櫻花品種聞名，櫻花開在瀑布旁，也是烏來特有的景色。從二至四月，富士櫻、緋寒櫻、吉野櫻及八重櫻陸續沿著烏來環山道路及山林瀑布開花。櫻花的花蜜也吸引鳥兒參與盛會，冠羽畫眉、綠繡眼、白頭翁各種鳥類活潑跳躍，賞櫻也賞鳥，一舉兩得。

阿里山主要代表是吉野櫻，賞花地點分佈在阿里山派出所、鐵道、阿里山工作站、三代木步道、阿里山賓館等處，上午到中午是最佳觀賞時間，午後濃霧籠罩，遮蔽花影芳蹤，看花得趁早。

春分旅遊同場加映

1阿里山郵局：位在海拔二千二百多公尺的高山上，是全台最高的郵局，外型是富麗堂皇的宮殿式建築，成立年代是一九〇七年，比一九一一年通車的阿里山森林鐵路還早，成為阿里山的主要地標。阿里山郵局另個特別之處，是它獨特的風景郵戳，早年是阿里山神木，後來換成眠月石猴，現在是著名的高山湖泊景點姊妹潭，來這裡一定要買明信片、蓋上郵戳之後，寄給自己或親友。

2烏來瀑布：高八十公尺、寬十公尺的烏來瀑布，在日治時期有「雲來之瀧」之稱，因為雲霧繚繞中，瀑布有如玉龍臨空奔來。當時《台灣日日新報》記者魏清德寫了一首〈烏來瀑布〉：「峽谷奔雷走玉龍，一條瀑布掛前峯。白雲四起不歸起，更踏青蘿徑幾重。」泡湯是來此地的另一重點，烏來溫泉有著獨特的泰雅族歷史文化，因為「烏來」發音就是泰雅語溫泉之意，以前原住民都將冒出溫泉的河床當成天然浴缸，這是具有野性美的溫泉鄉。

地天泰

震為雷

雷地豫

養生運勢曆

內心澄明無私心；
避免動怒以傷肝。

當太陽回歸到黃經零度，節氣就到了春分。在一年之中，春分和秋分都會造成日夜均分——也就是白天和黑夜一樣長，各占一天的十二小時的狀況。當節氣到達春分的時候，也表示春天已過了一半，春分之後，白天會愈來愈長（秋分則是白天愈來愈短），大地陰陽消長的變化則是：春分時陽氣愈來愈盛，秋分後陰氣愈來愈盛。

當節氣經歷了驚蟄之後，便跨進了風和日麗、欣欣向榮的仲春時節，俗諺有云「二八亂穿衣」這也說明春分的天氣變化萬端難以捉摸。而此不和諧的天氣型態，實為屬於地的陰氣和屬於天的陽氣相互交流的結果。天地氣的交接帶來大雨，雨氣將空氣中的懸浮粒子沖刷到土壤滋養萬物。而且根據前人的經驗顯示，春分的雨往往會持續到清明。從漢代易學家孟喜流傳下來的卦氣學說的分類來看，春分的卦氣是震卦初九，也就是雷地豫卦。萬物欣欣向榮，競相生長。

出生在春分的人，體內陰陽各占一半，具有外柔內剛的態勢，外表線條柔和，行事自有定見但卻不拘泥於一家之言，願意傾聽也願意溝通協調，因此本身具有非常完善與微妙的平衡感。在工作上容易得到平輩的協助；投資理財上則比較有可能傾向以小搏大，最好能量入為出，對自己好一點；反應在感情上，宜行事光明，切忌躁進。一般來說，只要內心澄明，光明磊落，對事對人沒有偏見與私心，就能萬事亨通行事吉祥。

春分養生守則

春季肝木用事，必須要儘量避免動怒，以免傷肝（而且動怒不只傷肝，同樣也會影響到心、胃與腦），由此情志養生顯得相對重要。在起居上，面對冷、熱、陰、晴不定的氣候，建議衣著上採上薄下厚的穿搭方式，儘量穿著寬鬆的衣服，這樣不但可以擋風，也不怕過熱。在飲食上，可採取省酸增甘的原則，少吃酸性食物，既可以避免傷肝，也同樣減少傷胃的可能。山藥、牛乳、木耳、薏仁和白木耳都是清肝養脾的食物，建議可以多吃。

春分開運建議

東北方有助於事業的發展並有益身體健康；西方則利於財運、課業以及工作上的人事升遷；西南方庇佑個人出入平安與婚姻關係；西北方可以促成家庭和樂人際圓滿。

整體開運顏色為屬木的綠色系。綠色搭藍色，可以增加人際關係中的歡樂成分；綠色與黃色的組合則能讓人更加親近，朋友愛情都能兼顧。

清明

國曆四月四日或五日

清明時節熱翻天
掃墓祭祖重環保

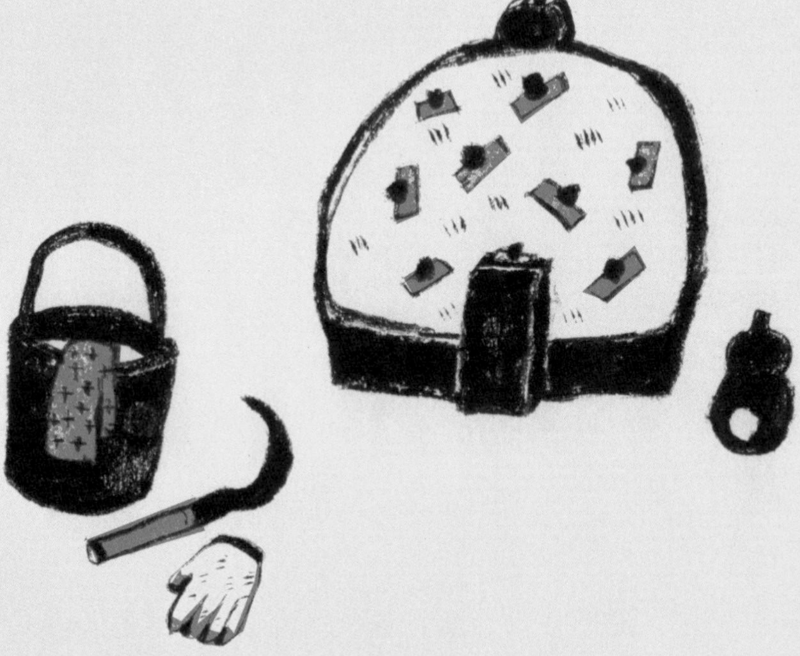

氣象曆

多晴少雨，溫暖宜人，放心收厚被。

雖然二月的「立春」表示春天的開始，然而四月份的天氣恐怕比較符合台灣人對春天的期望，這時主要是溫暖宜人、多晴少雨。此時北方冷空氣明顯減弱，不必再像三月得時時防備冷氣團南下造成瞬間大降溫，可以放心收起厚棉被和外套。

四月上旬的清明正好是台灣春雨期的尾聲，北部的雨量相較於驚蟄和春分略微減少，主要是因為鋒面雲系越來越少、越來越弱的關係。不過中南部的降雨量卻有逐漸增加的趨勢，主要原因是南方暖濕空氣明顯增強，遇到晴朗好天氣時，容易因為地面加熱而產生對流，帶來較大雨勢。

雖然此時仍屬南部旱季，降雨量只有北部一半，然而一旦下雨，雨勢幾乎是北部的兩倍大，不過降雨機率仍和春分相當，平均每六天就有一天會下雨，不過降雨時數只有三到四小時。所以如果遇到下雨，可別太衝動淋雨跑回家，不如找間咖啡店給自己一點午後悠閒的時光，雨很快就會停了。

雖然唐朝詩人杜牧在詩中寫道「清明時節雨紛紛，路上行人欲斷魂」，台灣在清明掃墓時也偶爾會遇到下雨天，然而改寫成「清明時節熱翻天」可能更符合實際情況。因為四月天氣逐漸轉晴、溫度上升，掃墓焚燒的紙錢造成局部熱島效應及空氣汙染，使天氣感受上會覺得悶熱。因此清明節若沒下雨，通常都相當的不舒服，相當的極端。

而溫暖的氣溫，也是清明該被稱為真正春天起始的理由之一。根據往年觀測資料，清明時期全台灣中午的高溫都可以來到26到29度之間，清晨的低溫也都回升到19度以上。

此時農夫則會從清明時期的風向來預判未來的天氣，有句諺語說「清明風若從南起，預報田禾大有收」，意思就是說清明這天如果吹南風的話，今年就可以有大豐收，因為此時南方暖濕空氣已開始發展，如果還是吹北風的話，就表示氣候有異常，會影響到收成。

清明節掃墓祭祖，燒紙錢已成華人社會的習俗似乎無法避免，不過還是建議能夠不燒就不燒。因為若是穩定天氣下燒紙錢，易引起空氣品質惡化，對環境和人體都會造成嚴重的傷害，尤其台灣民眾有很高比例是屬於呼吸器官敏感族群，若剛好遇到高壓籠罩下氣流微弱，則燃燒造成的懸浮微粒將難以擴散而累積在我們呼吸的空氣之中，走到哪到處都不舒服。如果真的要燒，目前很多縣市環保局也推動有類似金條、無限卡之類的，也是和成堆紙錢一樣意思，燒一點點就好，或是也能委託給環保局統一集中處理。

清明生活小叮嚀

1 清明剛好是春雨季結束、梅雨季還未開始的空檔期，可以把握好天氣從事戶外活動。

2 清明節儘量減少燒紙錢，減少破壞環境。

3 此時開始有熱的感覺了，得注意防曬囉。

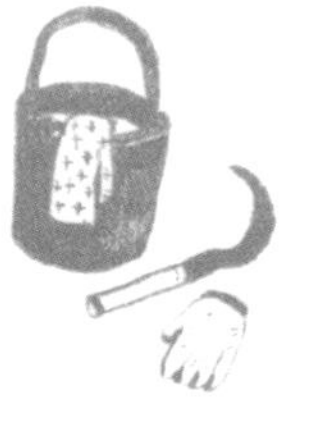

清明氣象資訊

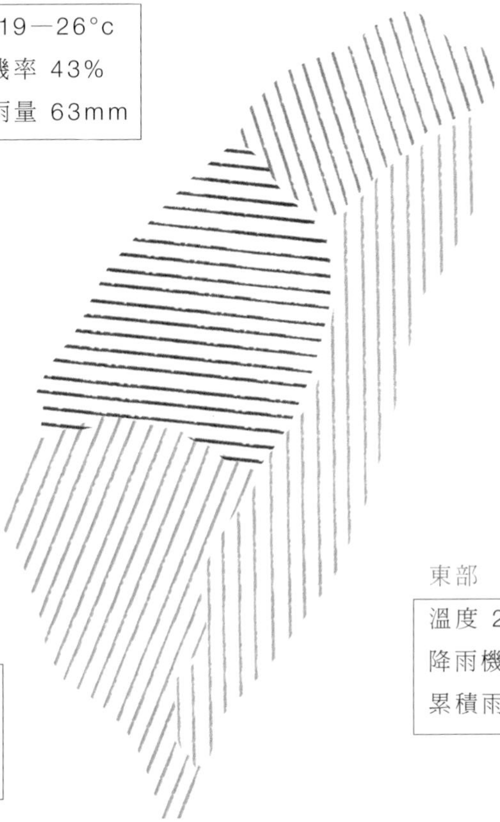

北部

溫度 19—26°c
降雨機率 43%
累積雨量 63mm

中部

溫度 20—28°c
降雨機率 30%
累積雨量 57mm

東部

溫度 20—26°c
降雨機率 49%
累積雨量 35mm

南部

溫度 22—29°c
降雨機率 15%
累積雨量 33mm

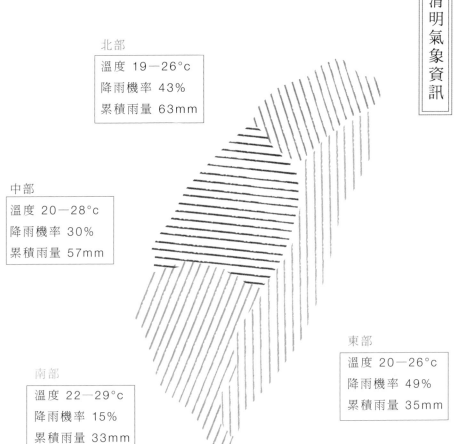

食材曆

莧菜

清明
國曆四月四日或五日

農諺說「三月莧」，暮春時分，氣候回暖，正是莧菜開始盛產的季節。一般葉綠素蔬菜不耐夏季高溫，但是莧菜耐熱，生長速度快，尤其颱風過後，迅速栽種，二十天就能採收，供應全台的營養，整個夏天，都是莧菜的舞台。

莧菜一直是農家很常見的食材，只要用蒜末爆香，清炒或汆燙一下，或是煮個莧菜羹，營養簡單。《本草圖經》就認為「莧實味甘，去寒熱，久服益氣力，不飢，輕身」。莧菜鐵質含量高，人體容易吸收、增加血紅蛋白含量，纖維素能促進腸胃蠕動，是消暑佳餚。

莧菜有兩類，白莧葉片呈現綠色，口感較細嫩，紅莧帶點紫紅色，煮湯後的湯汁，也呈現一抹淡淡胭脂紅，非常好看，也能引發食欲。

莧菜除了吃嫩葉，莧菜梗與根部也能加鹽醃成鹽菜，往昔澎湖人冬天就會吃夏天醃製的鹽莧菜，民初大文豪周作人的文章〈莧菜梗〉，形容吃莧菜梗有種舊雨之感，因為這種平民食物可以食貧、習苦，也有清淡滋味。

除了栽種的莧菜，田邊冒出的野莧，也是美味的野菜，甚至是救荒良草，長輩們會將野莧或莧菜搗汁，用來外敷創傷的傷口，莧菜煮水飲用，也有解毒效果。

平凡的莧菜，充滿非凡的生命力，西方就將莧菜視為一種生命力的永恆象徵，莧菜英文Amaranth，亦即不凋花，《伊索寓言》就有玫瑰與莧菜的對話，比喻短暫卻永恆的美麗。

清明節氣食物

潤餅、草仔粿（艾粄）

清明節和古代寒食節時間相近，潤餅成為祭祖與節氣飲食的主角。台灣人還喜歡吃清香的草仔粿，閩南人經常用田邊的鼠麴草搗碎煮熟，包入糯米團（粿），內餡可放入鹹的菜脯米（曬乾的蘿蔔絲）或甜的花生；客家人則偏好用艾草，包入菜脯米或花生，稱為艾粄。

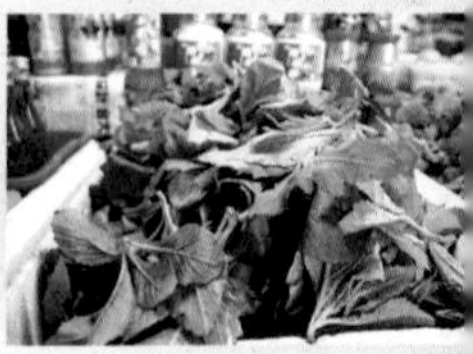

清明食材表

莧菜	新北市板橋、蘆洲，彰化田尾，雲林西螺、二崙，嘉義新港，高雄路竹
毛豆	彰化芳苑、大城，雲林元長、四湖、東勢，屏東鹽埔、里港
青梅	台中和平，南投中寮、水里、國姓、信義、仁愛，台南楠西，高雄六龜、甲仙，台東海端、池上、東河、延平，花蓮富里
飛魚	淡水外海，基隆彭佳嶼海域，宜蘭頭城沿海，屏東小琉球海域
石狗公	北部海域

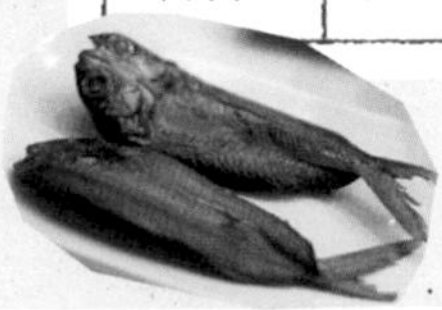

旅遊文化曆

大龍峒保生文化祭

農曆三月十五是台灣醫神保生大帝、俗稱大道公的誕辰。台灣供奉大道公的廟宇，以台北大龍峒保安宮與台南學甲慈濟宮最著名。

光緒年間台北發生大瘟疫，群醫束手無策，請來保生大帝神輿繞境，竟能平息瘟疫，也讓中醫、中藥行都成為大道公虔誠信徒，保安宮每年在農曆三月十四日大道公誕辰前，都會進行繞境，鄰近保安宮的迪化街，中藥行林立，也讓保安宮常年香火鼎盛。

現在保安宮每年舉辦保生文化祭，將傳統信仰注入新的人文活水，呈現獨特的傳統藝術表演。除了神明繞境與藝陣表演，保安宮傳統保有各氏族輪流出資演出的酬神戲，俗稱「家姓戲」，表演時間長達將近一個月，也凝聚宗親的向心力。現在保生文化祭將家姓戲擴大到各種藝術表演，包括布袋戲、歌仔戲、北管戲與南北管演奏，邀請不同社團、職業劇團與學校來擔綱演出，此外的藝文活動、古蹟導覽，也都讓保生文化祭更熱鬧活潑。

大道公誕辰當天的高潮是過火儀式，象徵增加神力，除穢消災，這也是最震懾人心，受人矚目的儀式。鋪在地上一長排的火紅木炭，兩端的信徒用長竹竿把木炭壓碎成一條火龍，道長灑米灑鹽祈福後，煙霧瀰漫中，先領頭過火，乩童、抬神輿的信徒再接連赤腳跑過，才結束整個儀式。

清明旅遊同場加映

1保安宮：大龍峒居民以福建同安後裔為主，保生大帝也是同安人，保安宮在一八〇五年成立，取名保安，也有保佑同安的意義。建材都來自大陸，也聘請工藝大師揮灑藝術創意，保安宮左右兩邊就是不同匠師的作品，各自創作木雕、剪黏、泥塑或交趾陶，各有風格，各有千秋。

2大龍峒美食：大龍峒屬於台北老社區，早餐具有傳統古早味風格，在哈密街、酒泉街與重慶北路三段周圍的區域，除了有炸蛋餅、肉羹、魯肉飯，還有淋滷汁的油飯與紅燒肉香菇肉粥，花生湯加油條，逛一圈，美味價廉又飽足。

養生運勢曆

眼界放遠，不謀近利；留意頭肺肝目之保養。

春分經歷三候之後，節氣便轉進「桐始華、虹始見」的清明節氣。清明在暮春，是春天的倒數第二個節氣。古書上曾經以「……時萬物皆潔齊而清明，蓋時當氣清景明，萬物皆顯」描述清明時節的天地景致。南朝的文學家丘遲曾經以「暮春三月，江南草長，雜花生樹，群鶯亂飛」描述清明時節的風景，大家因此可以想像清明時的大地是何等青翠、綠意盎然。清明時大地回暖，吹東南風，偶爾會隱約帶有一點夏日的氣息，自古以來，這一個太陽從黃經零度走到黃經十五度的清明節氣，是祭祖、掃墓的時節，也是農夫的稻米開始發芽的時刻。

從卦象上來看，清明是代表著天的乾卦以及代表雷鳴的震卦的組合，由於震卦或是乾卦兩者屬性都是陽性，反應在此節氣的天氣特性上，即是一種春天要過渡到夏天的情景，氣候上由暖轉熱，並且帶著濕氣。而進一步從易學家孟喜流傳下來的卦氣學說來看，清明時節的卦氣為震卦六二，也就是歸妹卦。萬物已然成熟，順應節氣的引動。因此在此節氣出生的人，個性可以說是非常剛強，做事的動作都很大，要做決定的時候也都非常明快。「善鳴（也就是大鳴大放）」是八卦對於清明時節出生之人的形象描述。

雷天大壯

震為雷

雷澤歸妹

不過如同前述，在此時節出生的人，比較明白慎終追遠的道理，因此在做人做事上，較具感恩的心。值得注意的是，在歸妹卦的關照下，只要此節氣出生之人，不單單貪圖眼前的享樂或是利益，能將眼界拉大眼光放遠，就能發現人、事、物的弊端，轉禍為福。

在事業上，清明節氣出生的人不但行動力強，貫徹執行的意志也很堅定；在投資上要記住和氣生財的原則，才是守財之道；感情上要明白分寸才不會造成不必要的傷害。

清明養生守則

節氣在清明，頭、肺、肝、目是主要養生保健之所在。《黃帝內經》建議，肝氣旺盛的春天，應該要少吃酸性的食物，日常飲食應採清淡、忌油與生冷的食物，此飲食策略不但可以避免身體產生不適和暈眩的症狀，也可以強化脾胃的功能。此外由於天氣冷熱不定，清明尤其要避免春風夾邪（夾帶病氣）的狀況，戶外活動建議可爬山踏青，並多帶一件衣服，以備不時之需。

清明開運建議

整體運勢上，清明主官貴（意為升遷）與鬥爭，需當心人事競爭帶來的衝擊和影響。東方可保個人出入平安，東北方改善健康狀況；東南方有助人際關係的開拓與發展；西方可以強化學業金榜題名、並有助於公司內部升遷與商業之間的互動往來；西北方提升家運；西南方為婚姻關係加溫；南方加持事業；北方強化財庫。

整體開運顏色為綠色。綠色與黃色、橙色或紅色的組合能使人魅力加成；綠色的深淺組合，可以美化愛情；綠色與咖啡色、白色的混搭，則可以強化財運。

穀雨

國曆四月二十日或二十一日

瘋媽祖全台大健走
防塵蟎趁晴好曬被

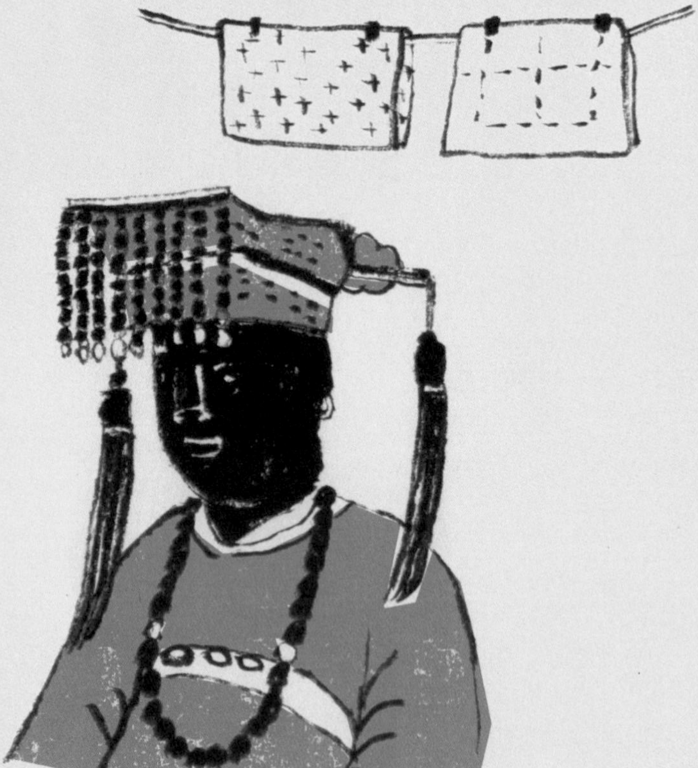

氣象曆

春雨季末、梅雨季前，出遊、曬被好時機。

穀雨是春季最後一個節氣，農夫剛忙完春耕，田裡的稻作正需要豐沛雨量，遂稱此時期為穀雨。因此穀雨並非特別指春雨或梅雨，而是指農夫希望老天爺可以降下豐沛雨量的期望。

相較於清明，穀雨除了溫度更暖之外，降雨也逐漸增多。四月正好是台灣春雨季結束與梅雨季開始前的過渡期，降雨有由多變少再由少變多的情形，不過轉變的過程不到幾個星期，不容易察覺。

清明頭正是春雨尾，所以降雨漸少，但穀雨頭也正好是梅雨頭，因此降雨逐漸變多，才會有「雨淋墓頭紙，日曝穀雨田」的諺語。

雖然清明和穀雨的降雨趨勢是一個走低一個走高，然而所呈現出來的平均狀況並沒有太大差異，穀雨時期的降雨量、降雨時數、降雨強度都比清明略高。不過日降雨量有呈現南北多，中部較少的情況。

這主要也和台灣的地理位置有關係，雖然台灣範圍不大，不過剛好大約位於南北天氣系統的交界面，這時期北部的降雨主要來自鋒面雲系，南部則慢慢變成西南風的迎風面，中部則是兩邊都各影響一點，但都不明顯，因此降雨日的降雨量才會變得比較少。

進入穀雨後也會開始有夏天的感覺，北中南東四地清晨的溫度都可以回升到21度以上，中午也漸漸變得有點炎熱，北部的平均高溫已經有28度以上，中部和南部更突破30度大關，東部也有27度。

這樣溫暖潮濕的天氣，得開始注意居家環境的空氣品質，容易有塵蟎滋長，除濕機可能要常開。雖然越來越容易下雨，找個好天氣洗曬棉被或衣服實在不容易，但還是要提醒您得勤勞點，多注意天氣預報，一有放晴的消息，就得趕緊動手清洗了。

穀雨是喝茶的好時機，不過也是茶農忙碌的時候。有句諺語說「穀雨前三日無茶挽，穀雨後三日挽不及」，就是指此時正是採茶的最佳時間點，不過採茶的時機必須拿捏得宜，太早會影響茶葉品質，太晚會和忙碌的曬茶工作重疊，來不及採收。

這是梅雨季前的最後一個節氣，過了之後台灣將略顯溫暖而多雨，各地降雨機率和降雨量都逐漸上升，建議趕緊把握這春天最後可以好好從事戶外活動的機會。

穀雨生活小叮嚀

1 溫度回暖，降雨空檔，好好把握機會出遊吧。

2 開始有點熱了，可以換穿短袖，來提高舒適度。

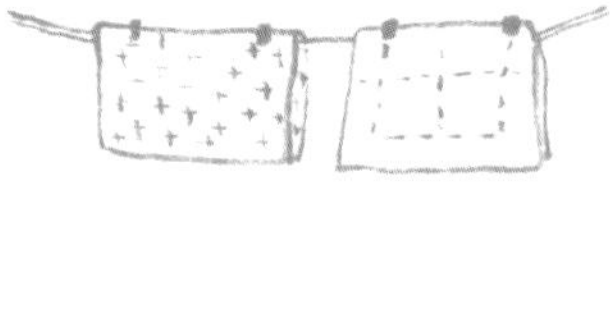

穀雨氣象資訊

北部

溫度 21—28°c
降雨機率 46%
累積雨量 82mm

中部

溫度 22—30°c
降雨機率 32%
累積雨量 70mm

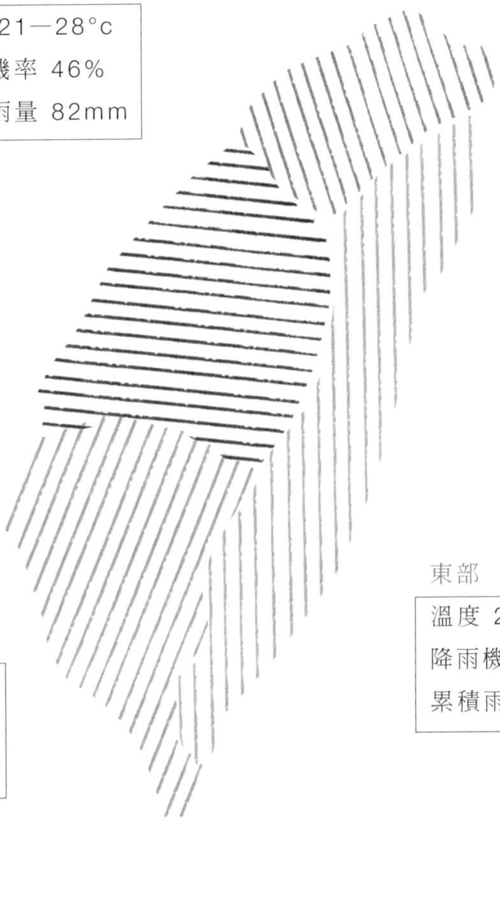

東部

溫度 21—27°c
降雨機率 55%
累積雨量 51mm

南部

溫度 24—30°c
降雨機率 19%
累積雨量 24mm

鳳梨

鳳梨是台灣最吉祥喜氣的水果，雖然造型怒髮衝冠，卻是在春夏之際，熱情地滿溢甘甜的精華。

鳳梨不只消暑解渴，營養價值更高。其中的鳳梨酵素能抗發炎、分解食物中的蛋白質，讓人體易於消化吸收，維生素與膳食纖維能促進新陳代謝、抗氧化與刺激腸胃蠕動。難怪古代《本草綱目》就認為，鳳梨能「補脾胃，固元氣，壯精神，益血，利頭目，開心益志」。

鳳梨在台灣的歷史久遠，明鄭時期就有鳳梨，當時稱為黃梨，大儒沈光文撰寫的《台灣賦》還提到黃梨「熟以解渴」，許多文人也都歌詠鳳梨之美，一直到日治時期，鳳梨才從原本鮮食轉為加工產品，國民政府也承襲日本企業化經營，成立台鳳公司，大量將鳳梨罐頭推銷到國際，直到一九八〇年代才慢慢不敵其他國家。

鳳梨卸下外銷出口的枷鎖，反而回到生活本質，農民不斷研發新品種，讓我們更能享受鳳梨的甘甜。四月起，由南到北，開始盛產皮薄肉多，纖維柔細，口感爽脆的金鑽鳳梨（又叫春蜜鳳梨，真是恰如其分），以及肉質細緻、甜度高的甜蜜蜜鳳梨；七月則是果肉乳白、纖維細且口感軟的牛奶鳳梨上場，加上現在流行吃酸酸甜甜的土鳳梨酥，各種不同滋味的美妙鳳梨，輪番在春夏伸展台上競豔。

柔情蜜意的鳳梨，讓我們的生活旺旺來！

穀雨節氣食物

豬腳麵線

俗諺「穀雨補老母」，穀雨是台灣的母親節，由於春雨寒涼，母親操勞家務，還得外出從事農作，非常辛苦。出嫁的女兒要在穀雨這一天帶補品回家為母親補身體、盡孝道，例如吃豬腳麵線，豬腳象徵健康，麵線代表長壽，具有祝福除霉運的意義。

穀雨食材表

大蒜	雲林虎尾、土庫、麥寮、莿桐、元長、水林、四湖、北港
茄子	雲林林內，屏東高樹、鹽埔、里港、屏東、九如
鳳梨	屏東高樹，高雄大樹，台南關廟，嘉義民雄，南投名間
白腹鰆與土托鰆	彰化、雲林四湖、澎湖北方海域

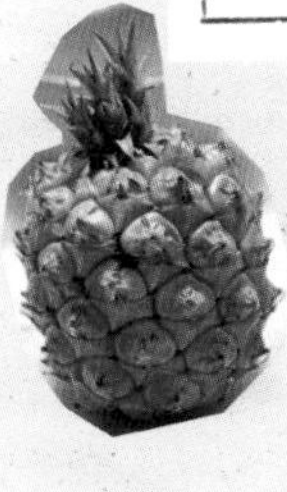

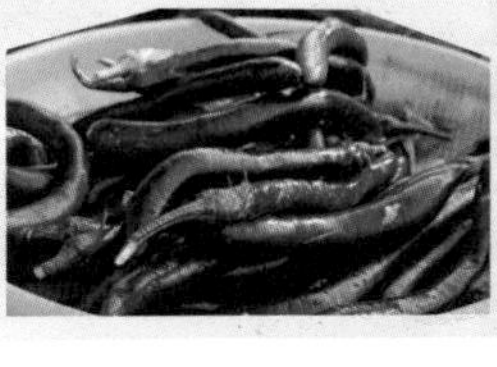

瘋媽祖

俗話說「三月瘋媽祖」，可說是全台最熱鬧虔誠、也最瘋狂的走春活動，就是農曆三月二十三日媽祖誕辰的繞境進香團。

媽祖是台灣最重要的民間信仰之一，媽祖誕辰的日子，全台各地的媽祖廟都舉辦大大小小的慶祝活動，其中最知名的三大進香活動分屬：台中大甲鎮瀾宮、苗栗通霄白沙屯拱天宮與雲林北港朝天宮。

規模最大、知名度最高的是鎮瀾宮到嘉義新港奉天宮進香的繞境，以八天七夜走過台中、彰化、雲林與嘉義，來回將近三百公里。白沙屯到北港朝天的宮進香路程最遠，跨越苗栗、台中、彰化與雲林四個縣，往返四百多公里。

歷史最久遠的是北港迎媽祖，北港朝天宮建於一六九四年，在日治時期，北港迎媽祖與台北迎城隍齊名，是最重要的宗教慶典，現在除了北港媽祖繞境，當地廟宇與神壇也一起共襄盛舉，並加入各式陣頭與藝閣，信徒為了歡迎媽祖出巡，會在神轎下堆放鞭炮，炸得滿天煙霧瀰漫，因為越旺盛就代表越有好彩頭，才有「北港媽吃炮」的俗稱。

這個全台大健走，除了熱鬧觀光，還有實踐一步一腳印的信念在其中。

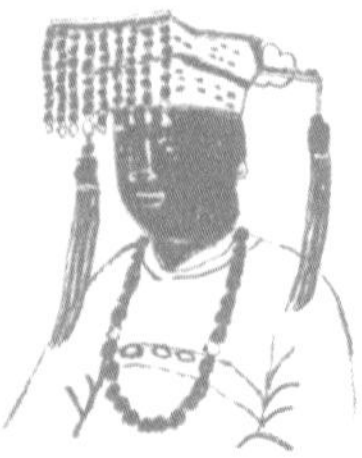

穀雨旅遊同場加映

1大甲鎮瀾宮阿香芋圓：大甲盛產芋頭，鎮瀾宮旁邊看似不起眼的甜品店——阿香芋圓，小小甜點，分量足且層次豐富，點一碗綜合芋圓，有包芋頭餡、帶著顆粒口感的芋圓、地瓜餡的地瓜圓，還有一球香濃鬆軟、微甜不膩口的芋泥，實在動人。

2北港朝天宮圓仔湯：北港朝天宮以小吃美食聞名，鴨肉料理很普遍，像鴨肉羹、鴨肉飯，而好吃又便宜的甜點就是有六十多年歷史的北港圓仔湯，點一碗綜合圓仔湯，有湯圓、脆圓、紅豆、綠豆與花生，其中脆圓不是一般的球狀，而是古早味的圓柱狀，每一口都大快人心。

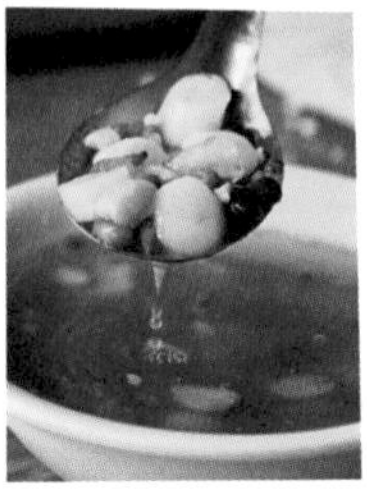

養生運勢曆

注意公平原則；
飲食少肉多菜，補中益氣潤脾胃。

雷天大壯

震為雷

雷火豐

雨水生百穀。穀雨是一年中的第六個節氣，也是春天的最後一個節氣，翻過了穀雨便是立夏，因此穀雨可以說是春夏的交接節氣。穀雨承繼了春天冷熱陰晴不定的特性，下雨的機會卻增加不少。穀雨也正值每年的媽祖生日，每一年的穀雨節氣，各地的媽祖廟都會舉辦大型的活動，為媽祖慶生，祈求媽祖能夠庇佑一整年的風調雨順。而穀雨也是「地上雪」油桐花紛紛綻放的季節，各地滿山的春茶也正值採收季，第一季的的水稻也已抽穗花開。

進一步從漢代易學家孟喜流傳下來的卦氣學說的分類來考察穀雨時的卦象，則為震卦六三，是為豐卦。萬物沛然，互相交集。

出生在穀雨的人，性情上就像將雨未雨的天，儘管天上緊鑼密鼓的打雷，令人擔心接下來突然而至的暴雨究竟要到哪裡躲才好，讓人心生敬畏恐懼，但「讓人心生敬畏與恐懼」卻是這個節氣出生的人個性光明磊落的面貌所在。反應在工作上顯得剛正不阿；感情上則要懂得收手，動作太大會令人畏懼；反應在投資理財的財運上則是除了重視方法之外，還要體恤合作伙伴的辛苦操盤。值得注意的是，在豐卦的關照下，只要此節氣出生之人，行事能夠考慮到方法的正當性以及公平與平均原則，面對他人經驗能夠謙虛吸收學習，就不會有太大的紛擾。

穀雨養生守則

穀雨節氣在暮春，是春天的煞尾夏天的開頭，此時氣溫偏熱，飲食最好採取清淡的原則，減少肉類的食用，增加青菜的分量。在飲食調養身體時宜平補。由於肝氣旺盛，建議可以在飲料當中加入蜂蜜，以補中益氣溫潤脾胃。在起居養生上，天氣不定，時雨時晴，可以挑個天氣清朗的日子，將棉被取出來曬太陽，不但能殺菌，曬過的棉被有陽光的味道，可讓人心情舒爽。此外，春日萬物復甦，在閒暇之餘，可至郊外踏青，吸收天地陽氣。在春天運動，也可以為接下來幾個季節打下堅實的基礎，讓自己比較不容易被外邪入侵。

穀雨開運建議

東方對於旅行和遠遊具有護衛的的力量；東北方改善健康有助於身體能量的調和；東南方可以增益人際關係的進展；西方對事業還有學業都具有提升的力量，並能強化人脈，打開貴人運。西北方有助於家庭和樂；西南方為婚姻關係加溫；南方加持事業發展；北方可以補強自己的財庫。整體開運顏色為綠色。綠色與黃色、橘色或紅色的搭配能給人驚豔的感覺；綠色的深淺組合，可以讓愛情談起來輕鬆無負擔；綠色與土黃色、灰白色的混搭，能彌補財運。

立夏

國曆五月五日或六日

電風扇驅溽暑
空心菜解熱毒

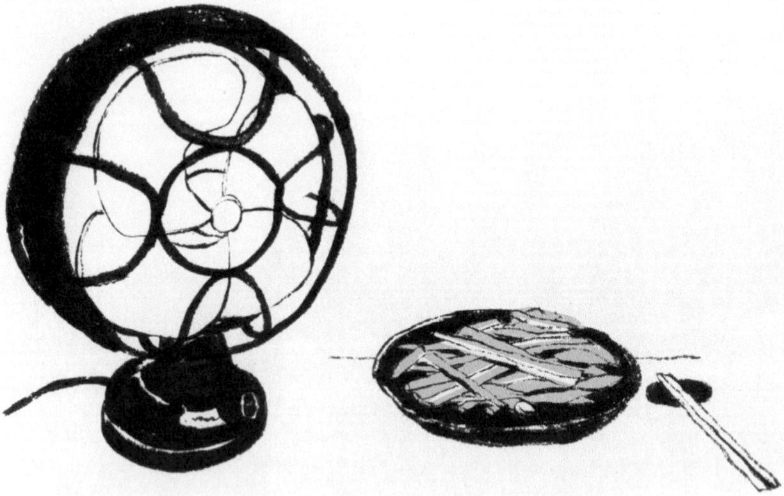

氣象曆

溽暑漸現，悶風徐徐，梅雨將至。

立夏是熱的，但不是那種會令人汗流浹背的熱，而是有股「氣」悶在身子裡出不來的熱。除了熱之外，立夏的氣候開始讓人有悶濕感。相對於驚蟄的說變就變，立夏的善變則顯得有點遲鈍。

立夏是即將進入梅雨季的氣候轉換期，鋒面開始變得扎實，但仍不成熟，因此空氣中常瀰漫著潮濕的氣味，天空似乎也時帶「威脅」意味，常常可見湛亮的天空忽而轉灰，但是既不下雨、也見不著陽光，令人摸不著頭緒。

雖然立夏代表台灣將逐漸轉為夏季型氣候，但下雨特徵還是停留在冬季型的北濕南乾。

北部和東部降雨機率仍高達五成左右，大約每兩天有一天是雨天。中南部雖然只有二到三成，也就是三到四天才會下一次雨，然而一旦下起雨來，雨勢將大得多。

中南部幾乎都是中、大雨等級，即使撐傘，仍會把鞋淋濕。北部和東部則多屬於中小雨，但很容易滴滴答答下個不停。

這種差異主要來自造成下雨的原因不同，北部和東部主要由鋒面雲系造成，中南部則大多屬於熱對流引發的午後雨，因此下雨時間多在中午以後，也較集中於山區。

立夏氣溫常超過30度，令人會迫不及待想開冷氣，昂貴的電費除了讓荷包大失血，冷氣排放的熱氣也加速區域或全球暖化的推手，也可能讓你在夏至、大暑等節氣時更難熬。

因此如何適應立夏將熱又未熱透的氣溫，找到最合適的空調方式相當重要，建議可將冷氣調到28度，再搭配電風扇保持室內空氣流通即可。

立夏悶熱有雨的天氣，也要特別注意塵蟎和蚊蟲孳生。最好定期清洗家中棉被、沙發套和地毯，保持濕度在六〇%以下。也得常注意居家環境有無積水容器，避免蚊蟲孳生。

立夏生活小叮嚀

1 北部雨不停，南部午後雨。
2 日漸炎熱，建議可穿寬鬆透氣衣。
3 電風扇輔助冷氣，節能又省電。
4 定期清洗棉被、沙發套，預防塵蟎。

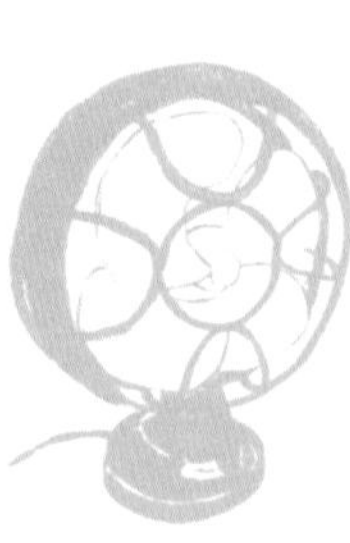

立夏氣象資訊

北部

溫度 23—30°c
降雨機率 44%
累積雨量 118mm

中部

溫度 23—31°c
降雨機率 33%
累積雨量 136mm

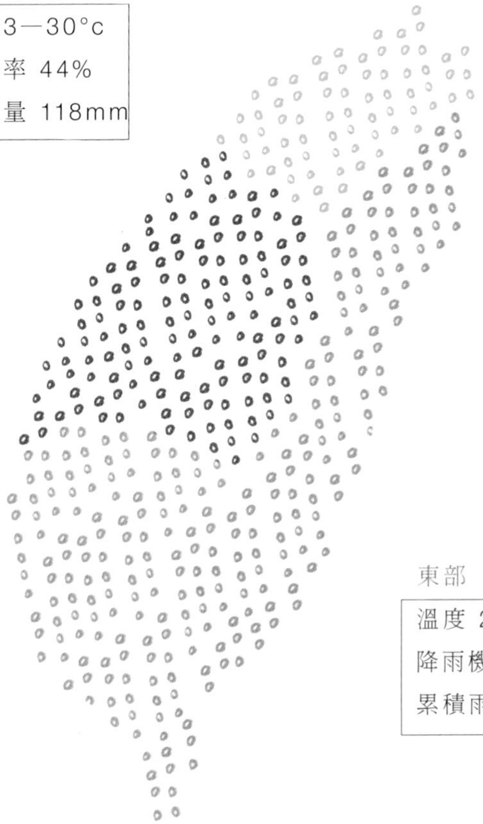

東部

溫度 23—29°c
降雨機率 54%
累積雨量 84mm

南部

溫度 25—31°c
降雨機率 25%
累積雨量 93mm

食材曆

空心菜

春夏交替之際，氣溫逐漸高升，葉綠素蔬菜不易生長，只有半水生植物、能耐高溫的空心菜，成為夏季少數爽口、促進食欲的葉綠素蔬菜。

俗名空心菜的蕹菜，全年幾乎都有，但農諺說「四月蕹」，空心菜正是立夏節氣的代表蔬菜。夏天也是颱風季的開始，每逢颱風侵襲後，只有生命力強的空心菜能迅速成長，三週內可上市，維持菜農生計，也能補充我們的營養。

在旱地跟水邊都能生長的空心菜，是鹼性蔬菜，利尿消腫，清熱解毒，自古以來就被文人歌詠，晉朝嵇含在《南方草木狀》形容是「南方之奇蔬」，民初的章太炎更以吃空心菜避暑，「幾乎不可一日無此君」。

在台灣，空心菜在全台各地都是普遍常見的夏季作物，也是融入日常生活的平民食物，與任何肉類一起拌炒，都不會搶味，從家裡的餐桌、路邊攤到大餐廳，一定都有這道菜。閩南語俗諺說：「食無三把蕹菜，著想欲上西天」，就是勸人不要好高騖遠。

相對一般旱地空心菜，南投名間新街村與宜蘭礁溪的水生空心菜口感更特別，又美又脆又多汁，炒過也不易變

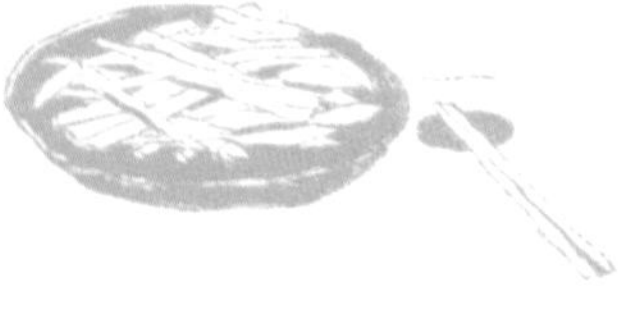

黑。新街村的冷泉空心菜以均溫在攝氏21度的冷泉澆灌，莖粗葉大，但口感幼嫩。礁溪空心菜用攝氏28度的碳酸溫泉培育採收，只割去地上莖葉，讓根部繼續生長，中空的莖梗又寬又圓，不論清炒或汆燙，都能吃到纖維的細緻。

立夏節氣食物

瓠仔麵、草仔粿、米苔目

立夏是台灣的父親節，由於氣候逐漸轉熱，但仍有細雨輕寒，出嫁的女兒要在立夏這天返家為父親進補，俗諺稱為「立夏補老父」，由於瓠瓜是夏天當令蔬菜，女兒會做瓠瓜炒麵孝敬父親。客家人則是吃草仔粿或米苔目，藉著清淡口味消除夏天的不潔病菌。

立夏食材表

茭白筍	南投埔里	李子	苗栗大湖、三義
綠竹筍	新北市三峽、八里，桃園大溪、復興，台南白河、關廟		
茄子	雲林林內，屏東九如、鹽埔	蜜紅葡萄	彰化大村、埔心
番茄	南投信義，雲林崙背，嘉義太保、民雄，高雄路竹		
芒果	台南玉井、楠西、南化，屏東高樹、枋寮、枋山，高雄六龜		
番石榴	彰化社頭、溪州，台南楠西、玉井，高雄阿蓮、燕巢		
水蜜桃	桃園復興，新竹五峰，台中和平，南投仁愛	白帶魚	彰化外海
木瓜	南投草屯，雲林林內，嘉義中埔，台南大內、楠西，高雄美濃，屏東長治、新埤		
巨峰葡萄	苗栗卓蘭，台中東勢、新社，彰化員林、大村，南投竹山、水里		
青梅	台中和平，南投信義、仁愛、水里，台南楠西，高雄桃源、納瑪夏，台東東河、海端，花蓮富里		
飛魚與鬼頭刀	宜蘭南方澳漁港、花蓮石梯漁港、台東成功漁港、綠島、蘭嶼		

金門浯島城隍觀光祭

每年的農曆四月十二日，大約在立夏時節，金門最盛大的廟會就是迎接後浦城隍繞境巡安的活動。

這個從康熙年間傳承三百多年、保留清朝迎城隍古制的金門民間信仰，即使在日本佔領金門時期也沒停辦過，只有在國民政府來台，國軍駐守金門時曾短暫中止。

城隍出巡這天，後浦人（金城鎮市區）以辦自家喜事的心情，流水席一桌又一桌，擺桌宴請親戚朋友來參與這個盛會。金門官方也配合舉辦浯島城隍文化觀光祭，推出民俗表演、化妝踩街等活動做為迎神賽會前奏，豐富城隍繞境的歡樂氣氛。

最有看頭的還是傳統的熱鬧活動。大街小巷都擠滿人潮爭看迎城隍，看城隍爺繞境巡安，在陣頭、神輿、彩旗及隨香信眾簇擁下，城隍爺與各路神明巡安遊行城區四里，隨行隊伍蜿蜒數公里，沿途鑼鼓喧天，炮聲隆隆，煙硝瀰漫。

熱鬧歸熱鬧，忙碌歸忙碌，家家戶戶與香客還是用虔誠之心祭拜城隍，祈求國泰民安。

立夏的金門，霧季逐漸散去，氣候也尚未開始炎熱，很值得來這個保存傳統閩南文化之島一遊。

金門是個閩南文化的活博物館，從建築、飲食到生活起居，都保留原汁原味的閩南古風，跟台灣本島的閩南風格截然不同。從參與浯島城隍觀光祭，參觀各個歷史建築，到住在閩南建築風味的民宿，以及吃道地的金門粥、金門蚵仔煎、蚵仔麵線，都會發現褪去迷彩戰袍的金門，充滿難以想像的謎樣魅力。

立夏旅遊同場加映

1 模範街：迎城隍一定會繞境金城最熱鬧且重要的模範街，這條一九二四年創建的七十五公尺長的街道，具有南洋風情的紅磚色彩，跟台灣老街的風格大不相同，街上有老字號的閩式燒餅、油條、廣東粥與藝品店，很值得一遊。

2 金城鎮總兵署：迎城隍許多活動與展覽會在此處舉行，西元一六八二年建立的金門總兵署，是台閩地區唯一的總兵署，也成為金門在軍管時期重要的軍政中心，在建築格局跟歷史價值上，都是值得參觀遊覽和納涼歇息之處。

養生運勢曆

一心向前，改正缺失；
運動流汗，清洩暑熱。

立夏
國曆五月五日或六日

䷪ 澤天夬

䷲ 震為雷

䷗ 地雷復

當太陽走到黃經四十五度，就進入了立夏，節氣進入立夏，表示當年的夏季已經正式到來。中國古代對立夏這個節氣向來就非常重視，據說周朝的皇帝在每年的立夏，會相當慎重其事的帶領朝廷裡的文武百官，一齊到郊外迎夏。相對於官方的慎重其事，平民會選擇在立夏時「補夏」，替在炎炎日頭下辛苦耕耘的父親，以瓠瓜炒麵進行涼補，代表感謝與慰勞之意。

立夏這一段時期，正逢每年的梅雨季，在氣候表現上，可以用「晴雨不定」來形容。依照漢代易學家孟喜流傳下來的卦氣學說，立夏時節的卦氣為震卦九四，也就是代表一陽初生的復卦：雷澤交加，萬物競逐。

出生在立夏的人，在性格表現上，內在赤誠明朗剛烈至極，對外則是水澤與少女一般，時而柔順，時而難以駕馭。當個性體現在工作上，會偶爾有朝令夕改的傾向；在人際關係上卻是人群的中心、歡樂之所在，獨處的時候常多慮。在感情上，立夏出生的人則像是老人和少女的組合，期待被寵愛關注與照護；整體而言財運不錯。

值得注意的是，立夏出生的人，為事具有成功的基本條件與善根，只要有心改正自己的缺失、糾正自己的錯誤，一心向前就能成功。

立夏養生守則

頭部和嘴巴、主導呼吸的肺部和消化的大腸，是立夏時格外要注意的身體部位。處在高溫悶熱的環境條件下，不用說古人有取出藏在冰窖中的冰以消解暑熱的習慣，現在三步五步便有一家便利商店或是冰果室，人們更容易一頭栽進冷氣房裡，或是藉冷飲冰品解身體的渴、冷卻發熱的身軀。風扇冷氣吹在頭頂，冷熱食吃在肚腹裡，毫不節制的話，將是身體很大的養生障礙。

所以在立夏時節，如果能夠在起居養生的保健上，掌握夜臥早起——也就是晚睡早起的起居方式，並且多到山邊海濱運動流汗，除了讓累積在體內的陰氣排出體外，也可以強化呼吸系統；同時，在這天地之氣初交合的節氣裡面，太多的陽氣容易溽傷身體的氣，在睡眠上建議切勿貪涼之外，在飲食上，雖然食慾減退，但可攝取苦瓜等苦味食材，清洩暑熱，身體清明冷靜，精神自然冷靜，為事自然風順。

立夏開運建議

東北方可以加強人際關係；西北方有利事業進展並讓家庭和樂；西南方可以加強財運，並改善、增益婚姻和感情；西方可以提升讀書和公司內的人際互動或是升遷。整體幸運色為藍色；若要提升感情運，藍色搭白色或灰白色最佳；藍色搭上咖啡色則能增強財運。

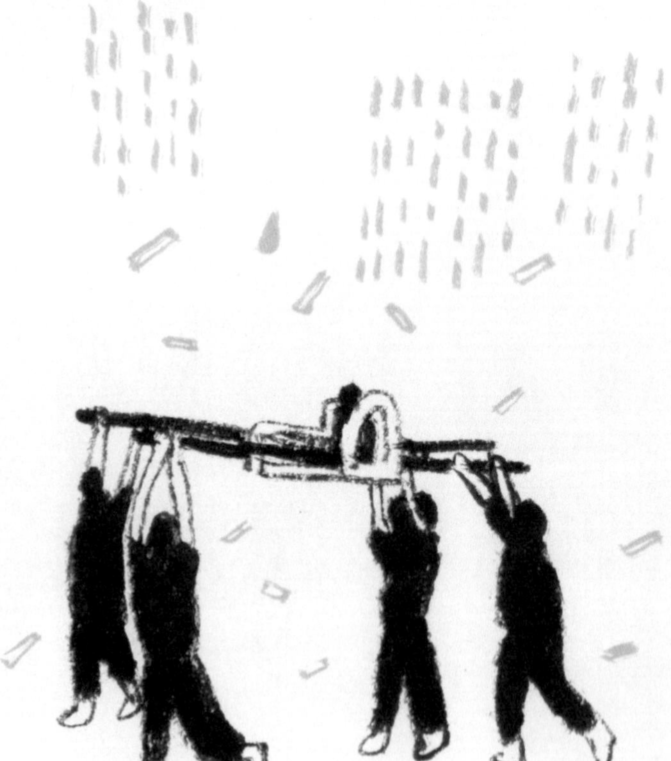

小滿

國曆五月廿一日或廿二日

迎王爺陣頭大會師
逢梅雨喜惱兩樣情

氣象曆

鋒面接踵而至，雨似永不停歇。

小滿是載著複雜情緒的節氣，充滿歡愉卻又令人發悶，有時甚至讓人捏把冷汗。

歡愉的是農民，因為收割的時節即將在不久之後來到，小滿就是指稻穗已經結實，漸見飽滿，但尚未成熟的階段。不過住在都市裡的人就悶了，因為小滿也正好是台灣的梅雨季節，鋒面一波接著一波，令人悶到發慌。

由於梅雨季佔台灣全年總降雨量的三成以上，所以一旦發生梅雨季不下雨的乾梅情況，大家就緊張了，除了農田要休耕之外，可能也得面臨工業和民生限水的窘境。

小滿比立夏更熱、更濕，也更悶，尤其雨量明顯增加。

進入五月中下旬之後，梅雨鋒面一波接著一波從中國南方移動到台灣上空，有時一停就是四、五天。過了這波，陽光出現的時間還不到兩天，下一道鋒面早已蓄勢待發準備進擊了。而且梅雨鋒面帶來的雨勢都不小，有時還會伴隨著強風和閃電，海上或空曠地區甚至有出現龍捲風的機會。

而小滿的降雨時數也比立夏多出半個小時到一個小時，平均約有七個鐘頭，其中以北部和東部最多，達八小時，中南部則是五到六個小時。雖然下雨的時間不算多，不過中南部總降雨量比北部及東部來得多。

進入梅雨季後，天氣也變得更加悶熱，由於台灣開始吹起暖濕西南季風，初期只是有一陣沒一陣的開始增強，五月中旬後則進入旺盛時期。台灣也慢慢可以感受到熱風和溼氣逼得悶在身體裡的熱氣出不來。

面對越來越悶熱的天氣，小滿這個節氣主要得留意穿著的改變，可以慢慢調整成以寬鬆透氣為主的夏季型服裝，免得熱氣一直積在體內出不來。另外要留意的就是室內的除濕了，北、中、南、東各地的平均濕度都可以到達八〇%以上，稍不留意，東西很容易就發霉了。

小滿生活小叮嚀

1 注意除濕，以免物品受潮發霉，牆上長壁癌。

2 鋒面接踵而至，出門必備雨具。

3 檢查居家排水溝是否暢通，以免雨量過多造成積水。

小滿氣象資訊

北部

溫度 24—31°c
降雨機率 45%
累積雨量 153mm

中部

溫度 24—31°c
降雨機率 41%
累積雨量 167mm

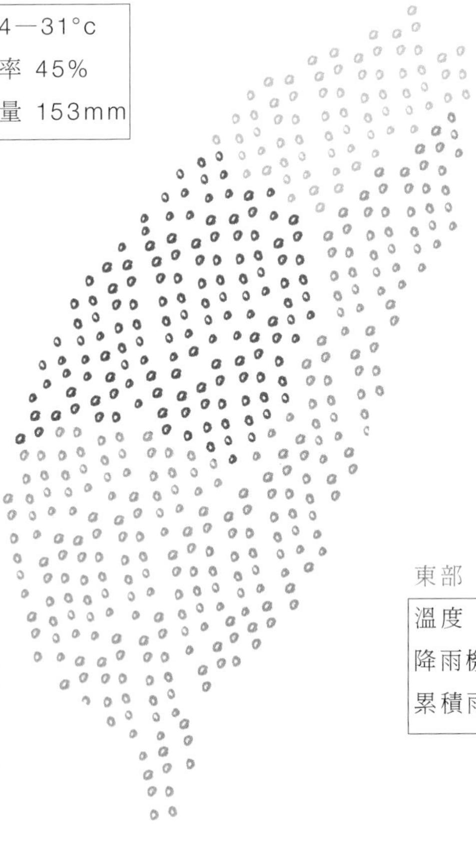

東部

溫度 24—30°c
降雨機率 55%
累積雨量 102mm

南部

溫度 26—32°c
降雨機率 40%
累積雨量 150mm

食材曆

荔枝

風情萬種，如水晶珠般冰雪動人的荔枝，是最令人期待的五月佳果。由五月初高雄大樹興田村的「玉荷包」登板先發，接著是五月底，南投草屯九九峰下平林里的「黑葉」中繼、最後是七月初南投水里玉峰村的「糯米滋」完封。

荔枝是南方特產，古代屬於王公貴族享用的荔枝，其中肉厚核小、果皮青綠有刺，沁甜多汁的「妃子笑」，是相傳唐明皇為搏楊貴妃歡顏，從嶺南千里傳送的品種。台灣五月盛產、造型上圓下尖如荷包的「玉荷包」，就是源自「妃子笑」的品種。

荔枝在古代是妃子笑，在台灣則是庶民樂。兩百多年前先民就從福建、廣東移植荔枝，光緒年間鹿港詩人鄭玉田，就歌詠台灣荔枝的當令香美：「南荒佳果數天漿，葉底累累任摘嘗，卻笑紅塵飛騎苦，不能領略即時香。」

天高皇帝遠，即時嘗鮮才是王道啊！不過國人過去吃到的都是核大肉少、果肉結實且甜中帶酸的「黑葉」，這個品種果型圓且皮滑，在台灣產量位居第一，排名第二的是皮薄肉厚，汁多如蜜的「糯米滋」，至於千嬌百媚的「玉荷包」，百年來一直水土不服，無法開花結果。

幸好近年來農業單位與農民不斷努力改良，不斷提升玉荷包的產量與品質，讓我們能提早在五月嘗到這種清爽奔放、豐香濃郁的夢幻良品。

小滿節氣食物

苦菜

小滿節氣氣候雖然轉熱，但此時稻穗尚未完全成熟，無法收割，加上為了防熱除濕，中國傳統習俗要吃苦菜這類的野菜，補充營養，也是藉由清淡飲食，多吃當令蔬菜，調理身體。

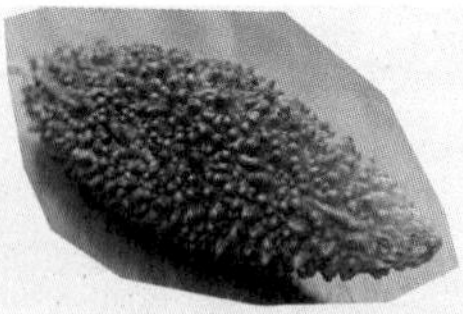

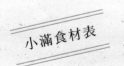

小滿食材表

苦瓜	台中新社，彰化二林，屏東高樹、萬丹、里港
絲瓜	南投埔里，台南東山，高雄大社，屏東高樹、里港、萬丹
荔枝（玉荷包）	高雄大樹、旗山
高接梨	苗栗大湖鄉、卓蘭、三灣，台中東勢、后里、新社、石岡，嘉義竹崎，宜蘭冬山、三星
椰子	高雄旗山、美濃，屏東恆春、高樹、鹽埔、長治，台東東河、卑南、太麻里、成功
香蕉	南投國姓、中寮、水里，高雄美濃、旗山，屏東高樹、新埤、里港
甜蜜桃	苗栗卓蘭、大湖，台中新社、石岡、東勢

台南鯤鯓廟王爺祭

俗話說：「三月瘋媽祖，四月迎王爺。」相對於中部沿海鄉鎮以媽祖為信仰核心，南部沿海鄉鎮則以王爺祭為主要信仰特色，當農曆三月媽祖誕辰過後，南部信眾就開始準備王爺誕辰。

除了土地公、佛祖、觀音與媽祖之外，王爺已成為台灣最廣泛信仰的神明，深入台灣三六八鄉鎮市區，王爺廟總數還超過土地公，成為全台之首。

王爺信仰凸顯台灣這個移民社會的特色。各路王爺神明來自有功於地方鄉里，死後受鄉民膜拜的王爺，也有早年瘟疫盛行時，鄉民請瘟神降靈驅邪除害，例如燒王船，慢慢演變成民間信仰。

王爺神明與王爺廟雖然眾多，仍有扛把子、總舵主，三百多年歷史的台南北門南鯤鯓代天府，就是全台王爺總廟，分靈出去的子廟有七千多間，每年農曆四月二十六日、二十七日是代天府李、范兩位王爺的誕辰，號稱南台灣最大祭典。從清代以來，和北港朝天宮並列為台灣兩大繞境進香活動。

在清代，迎鯤鯓王是全民運動，連歌妓都盛裝打扮、捧著檳榔在道路兩旁款待各路迎

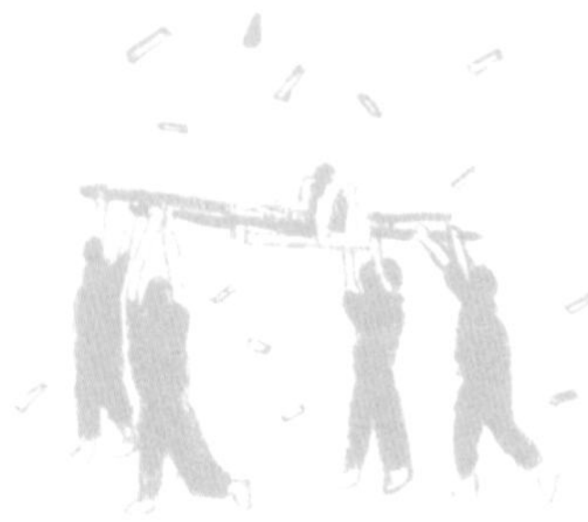

王爺的賓客，這個日子也成為路人一窺歌妓集體出動的盛況。道光年間的士人許廷崙描寫當時的熱鬧場景：「士女雜沓舉國狂，年年迎送鯤鯓王。」

迎鯤鯓王最精彩的是陣頭表演，因為全台各地王爺廟都回祖廟進香祝壽，順便充電強化神力，成為各路乩童與各式文武陣頭相互較勁的大會師，進香儀式包括入廟、晉殿、候香、回駕、過爐和返廟，入廟時會請陣頭來助陣，讓代天府從牌樓到正殿大約五百公尺長、全台最大的廟埕廣場，成為露天舞台，也掀起「四月迎王爺」的宗教活動熱潮。

佔地六萬坪的南鯤鯓代天府，本身也是閩南建築風格的藝術殿堂。代天府門戶是五門式木作牌樓——擎天大山門，一進門就讓人感受到金碧輝煌的氣勢，廟宇內的石雕、彩繪也都是精雕細琢的作品。

參加南鯤鯓廟王爺祭，不論是進香膜拜，還是觀光看熱鬧，都讓五月小滿節氣盈滿活潑熱鬧的歷史文化氣息。

小滿旅遊同場加映

1大鯤園：鄰近王爺廟，是來代天府不可錯過的景點。這是建築大師漢寶德的作品，有瀑布、石壁、亭台、樓閣與江南建築風格的「南鯤鯓文史館」，不只休憩遊覽，還能了解王爺信仰的歷史文化。

2台南沿海：俗稱鹽分地帶，是鹽鄉也是虱目魚的故鄉，北門與七股是兩大鹽場。建議到七股欣賞傍晚的漁塭夕陽，也能乘船遊潟湖，吃台南三寶：「虱目魚、吳郭魚與蚵仔」。

養生運勢曆

做事適度踩煞車，並聆聽他人意見；
飲食清淡，保健頭頸，養身養心。

立夏之後接著便是小滿。立夏和小滿兩個卦象的人，在節氣屬性上，都有澤天夬卦的人的特質。在十二消息卦裡，澤天夬卦是一組代表天的乾卦和代表澤的兌卦的組合，兌在乾上，意味著水在天上，頗為符合這個春末初夏時節的氣氛。在天氣型態上，小滿冷暖不定。而出生在小滿的人，容易被視為有「衝動」、「機靈」、「善變又不服輸」的性格特質，之所以如此，其實是因為個人行動力過強，卻又來不及或者也沒想到要對其他人解釋之如此改弦易張的理由所致。而這也就是個性衝動造成的致命傷所在。因為本身機動性強，出生在小滿的人，想要在事業上具有一番建樹，可以朝大眾傳播或是行銷企畫等變通性比較高的事業發展，除了有利於事業與人際關係的進展，而且工作環境中的上司，往往也會是小滿出生者在投資與理財上的重要貴人。然而，若進一步考察自漢代易學家孟喜流傳下來的卦氣學說，會發現小滿屬震卦六五，也就是隨卦。在此節氣出生的人，待人處事最高的基本原則在於虛心與他人相處，只要能夠嶄露出個性中隨和的一面，就能成為受歡迎的人物，如此在人際與工作上的成就都能大大加分。

䷪
澤天夬

䷲
震為雷

䷐
澤雷隨

小滿養生守則

出生在小滿的人，健康上尤其應特別注意頸椎、頭部的保健。而在這個屬火的節氣裡，大部分的人都會因天氣燥熱，援用各種方式降低身體的溫度，為此可能在無意間喝了太多傷身的冰涼冷飲，或者也可能在沒有確認食物是否乾淨的情況下，便囫圇進食，導致病氣襲身。所以說在小滿時，除了要照顧脾胃，也需養肝與養心。養心的首要條件就在於配合季節的變化，將作息調整到「夜臥早起」——晚一點睡覺早一點起床——的型態，在飲食上儘可能採取清淡原則以流利體內血液，並且不傷脾陽；在食物的烹調上，應儘量避免或少選擇油膩油炸的食物，攝取溫熱的吃食，並輔以綠豆、苦瓜等清涼降火的食材解暑利濕。在生活起居上，小滿時可以選擇流汗量較低的游泳或是森林散步，這些都是此時節養生的心法。如此在起居作息上養身養心，俾能諸事順遂。

小滿開運建議

東北方讓貴人運開展；西南方可以對財富的累積有特別的效果、可增益感情和家人的關係；西方可提升事業、學業團隊合作的能力；東北方可以改善健康狀況。

白色和紅色系為幸運色，象牙白和淡藍色可以給人舒適的感覺。以磚紅色系局部點綴，可以加強專業的力量。用酒紅色和紫色互搭，可以讓愛情關係更親密，放淡這兩種色系，混搭綠色，可以增進人際關係和財運。

芒種

國曆六月五日或六日

端午飄粽香
喝茶清暑熱

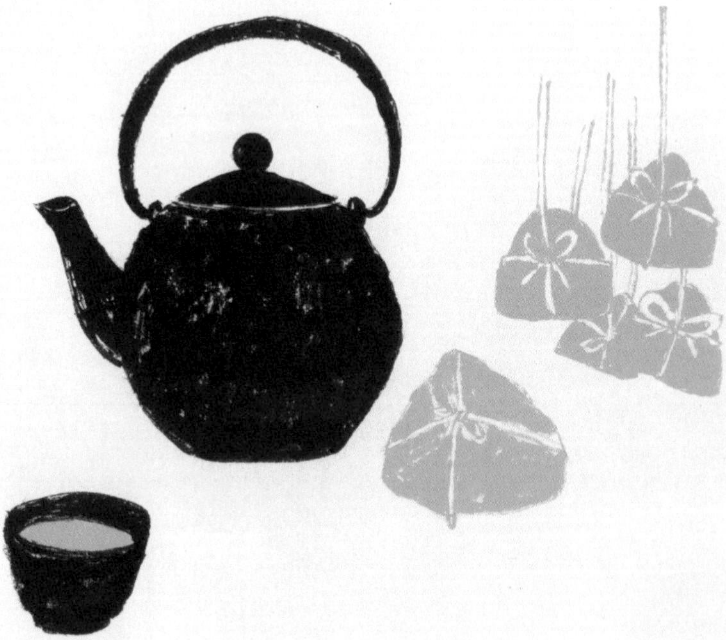

氣象曆

陰雨霏霏，連月不開，時有大雨雷電。

芒種適逢台灣梅雨季後半期，是梅雨鋒面發展到頂盛的時期，但也是要開始走下坡的時候。芒種期間下的雨比小滿來得更多，鋒面所形成的對流雲系越來越強烈、雨勢越來越急，而打雷閃電的情況也比較多。這段時間也是農民們收割稻麥及開始播種夏季型農作物的繁忙時期，因此也有將芒種說成「忙種」的說法。

進入芒種後，梅雨鋒面頻繁的程度不亞於小滿，常常這個鋒面還沒結束離開，下一道鋒面早排隊等著了。這時期的鋒面雲系比小滿時期發展得更深，因此帶來的雨勢都比較「劇烈」，雨下得大又下得久，一旦下雨就會下六至七個小時左右，不帶傘真是出不了門。

不過這時期鋒面位置也將漸漸往北邊移動，梅雨鋒面主要是南方暖溼空氣的勢力和北方冷空氣相抗衡的戰線，在交界面所形成的劇烈降雨現象。進入夏季後，來自印度洋的南方暖溼空氣勢力越來越強，將戰線慢慢往北推。另一方面，隨著太陽光慢慢往北直射，位於太平洋的副熱帶高壓也逐漸增強，台灣就逐漸進入太平洋高壓的籠罩範圍內，因此天氣會越來越穩定，轉成有午後雷陣雨的天氣類型，不過這時間點大概得到芒種的最後幾天了。

芒種後幾天剛好處於梅雨季銜接夏季型天氣的時間，因此芒種初期天氣還是極不穩定，仍然有梅雨鋒面影響。直到最後幾天，大約是端午節前後，就可能見到梅雨鋒面漸往北移、太平洋高壓逐漸增強的跡象。

這時期空氣中的水氣含量更充足，因此雨勢會比小滿時期更大，也會更容易有強烈對流雲系生成，這時要特別注意偶發的大雨或豪雨，尤其是台灣西半部、剛好是迎擊梅雨鋒面的第一戰線，得格外當心。

芒種生活小叮嚀

1 著透氣衣物，保持身體乾爽，以免皮膚病上身。
2 溫濕度變化大，氣喘患者須留意。
3 雨勢較大、視線不良，注意行車交通安全。

芒種氣象資訊

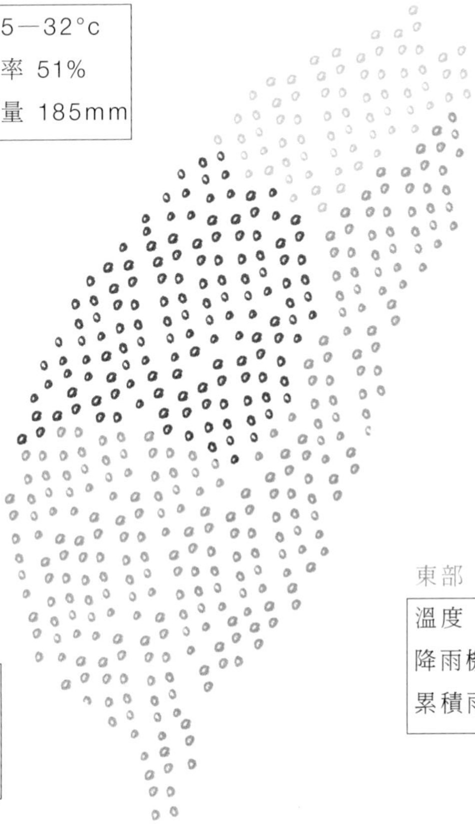

北部

溫度 25—32°c
降雨機率 51%
累積雨量 185mm

中部

溫度 25—32°c
降雨機率 51%
累積雨量 221mm

南部

溫度 26—32°c
降雨機率 48%
累積雨量 284mm

東部

溫度 25—30°c
降雨機率 51%
累積雨量 101mm

食材曆

瓠瓜

農諺說：「五月瓠」，隨著氣溫的上升，正是瓠瓜盛產時節。瓠瓜水分豐富，利尿、消水腫，加上顏色外綠內白、口感清淡，不論是涼拌或清炒，甚至熬瓠瓜稀飯、炒瓠瓜麵、包瓠瓜水餃，視覺跟味覺都讓人清爽消暑又開胃。

除了吃新鮮瓠瓜，刨絲曬乾的瓠瓜乾也有特色。我們喝的酸菜肉片湯，酸菜肉片是用曬乾的瓠瓜乾包紮，日本人也拿瓠瓜乾來當壽司食材，都是品嘗瓠瓜特有的清脆口感。

又名蒲仔、葫蘆的瓠瓜，自古以來，與我們的生活非常密切。兩千多年前的《詩經》有云：「幡幡瓠葉，采之亨之」，意即採摘、烹煮隨風翩翩的瓠瓜葉。在農村裡，農舍旁一定有瓜棚，攀爬綿延瓠瓜與絲瓜，不只是餐桌主食，在瓜棚下乘涼聊天，充滿寧靜的夏日田園風情。

因為太貼近生活，許多瓠瓜的俗諺多少有些粗俗，「細漢偷採瓠，大漢偷牽牛」、「一張臉親像瓠仔同款」。但我們誤解瓠瓜了，瓠瓜是優雅的瓜果，又名「夜開花」，因為開花都在傍晚，直到深夜才謝，日本甚至稱為「夕顏」，輕巧純白的瓠瓜花長在青綠的瓜葉間，

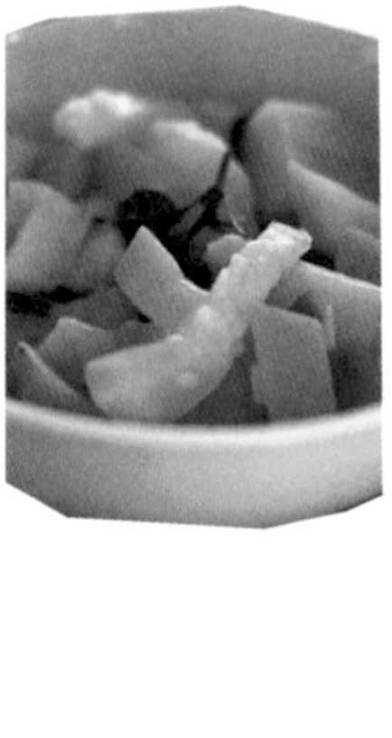

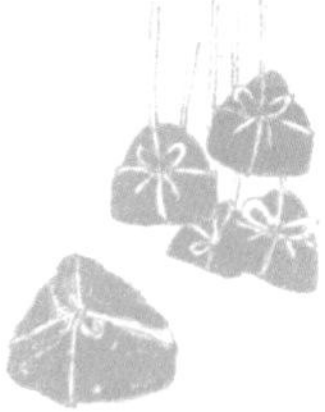

黑夜中展笑顏，花期短卻燦爛。

瓠瓜不僅很有生命力，還多妙用。表皮硬化曬乾後，可以當天然器皿，剖開當水瓢，甚至當裝酒的葫蘆，古代祭天之禮，是用瓠瓜製成的酒杯。我們常講「種瓠瓜得菜瓜」，形容花工夫卻不如預期，但是真正的是「種瓠瓜得西瓜」，因為瓠瓜生命力旺盛、抗病力強，農人常用瓠瓜的根莖來嫁接西瓜，讓西瓜又大又甜又健康，就是俗話說的「瓠瓜頭，西瓜尾」。

芒種節氣食物

粽子、綠豆糕、鹹鴨蛋

端午節經常落在芒種、夏至之間，除了吃粽子應景，為了避免炎夏躁熱，調和身體、排除不潔病菌，會吃綠豆糕與鹹鴨蛋等涼性食物，由於綠豆具有清熱退火的功能，綠豆糕也成為台灣很傳統的健康甜點。

芒種食材表

落花生	彰化芳苑，雲林元長、北港、虎尾、土庫，嘉義六腳
小米	屏東三地門、霧臺，台東大武、達仁
綠豆	嘉義朴子，台南七股、東山
荔枝（黑葉）	新竹香山、台中霧峰、神岡，彰化芬園、彰化市、南投草屯、南投市，嘉義竹崎、高雄杉林、大樹、旗山
酪梨	台南麻豆、大內、佳里
飛魚	小琉球外海、蘇澳外海
鰹魚	高雄外海
小管	基隆、澎湖、台南
瓠瓜	桃園大園，高雄衫林，屏東高樹、里港、九如，嘉義，雲林

鹿港慶端陽、淡水祖師廟暗訪

時序來到芒種、仲夏之月。俗諺說「未食五月粽，破裘不願放」，過了端午，炎熱夏季才真正到來。

這個月份氣溫大幅提高、陽氣旺盛，晝長夜短，古代視為陰陽失衡，加上蟲蛇蚊蠅開始活動，容易帶來疾病，因此又被稱為「惡月」，需要透過驅邪與祭祀活動，祈求水神保佑，才能陰陽調和、五穀豐收。

屬於移民社會的台灣，特別重視端午節。先民渡海來台初期，由於無法適應台灣的亞熱帶氣候，不少人死於瘴癘瘟疫，除了透過划龍舟、請水神等慶典，還有掛艾草、飲雄黃酒，原本以驅疾避疫為主的台灣端午節，慢慢演變成歡樂的生活氣氛。從清代乾隆開始，台灣就有龍舟競渡，光緒年間詩人陳朝龍就寫詩描述當時盛況：「蒲觴艾酒醉端陽，無數龍舟競渡忙；爭看奪標人兩岸，浪花噴溼粉雙行。」

一直到今天，台灣的端午節仍有豐富的文化特色，其中鹿港慶端陽活動，就是全台端午節的一大盛事，除了龍舟競賽，鹿港藝術家的書畫藝文聯展，詩歌吟唱與民俗技藝表演，一直讓鹿港端午節熱鬧又有趣。

鹿港端午節另一個特點是，端午節晚上鹿港的各路王爺與神明的神轎與陣頭會大張旗鼓，集體出巡，在暗巷窄弄穿梭，家家戶戶都閉門熄燈，只有暗訪隊伍燈火通明，最後在天后宮向媽祖拜謁後解散，活動熱鬧非凡。由於鹿港過去是貿易大港，為防範海盜與疾癘，居民都會請王爺夜間出巡保平安，這個宗教傳統現在成為當地的觀光特色。

台北淡水祖師廟也是在端午節晚上繞境暗訪到隔天，淡水廟宇的各路神明都會加入出巡隊伍，七爺八爺、八家將、官將首、舞龍舞獅在淡水街上浩蕩遊行，走遍淡水每個街道，鞭炮與沖天炮喧鬧震天，彷彿用聲響趕走暗夜厲鬼。店家也拉下鐵門不營業，在門口擺香案祈福，希望財源滾滾，加上信徒與觀光客，讓淡水成為熱鬧的不夜城。

芒種旅遊同場加映

1 鹿港第一市場小吃：楊記芋丸很特別，芋絲包上豬肉，鹹中略帶微甜。漢彬水晶餃，有料理深度，一碗用大骨湯熬成的清湯裡有各種丸子，例如將瘦肉擀成薄皮再包肉的扁食燕、用水煮的水丸（加馬蹄，較脆）、蒸過的蒸丸與用地瓜粉加糯米製成的水晶餃。龍山麵線加蛋花、瘦肉、蝦米和蔥頭，口感清爽不死鹹。

2 鹿港天后宮前小吃：推薦光華亭的蚵仔煎，是鹿港傳統的蚵仔煎料理，不加粉、不加青菜，用三個蛋加入蚵仔、蔥，作法像蚵仔蔥蛋，口感軟嫩不油膩。巷弄內的怡古齋麵茶，改良古早的麵茶，用油、糖、麵粉將麵茶炒到香而不焦，而且油脂不高，喝熱喝冰都很有古早味。

養生運勢曆

人際互動應注意禮尚往來；
少量多餐、晨昏散步、保健頭肺。

乾為天

震為雷

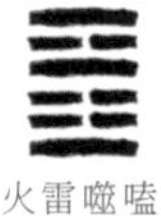
火雷噬嗑

隨著梅雨季的洗禮與收尾，許多不耐氣候變化的動植物跟著被淘汰之際，便進入了「芒種」——確立夏季的節氣到來、太陽大約走到黃經七十五度，不但天氣愈來愈炎熱，通常也會伴隨著午後雷陣雨，農人會依芒種時節的雨量，斷定是否豐收。「夏三月，此為蕃秀。天地氣交，萬物華實。」這是在說明夏季來臨時天頂的陽光遍照四方，而地面的熱氣則因著直曬的陽光蒸騰，大地的草木花卉在一片陽剛氣的拂照下，顯得欣欣向榮的景象。反應在「芒種」節氣出生者的性格上，同樣也是滿腔熱情、渾身沸騰的熱血，對世間萬物普遍懷抱著博愛的態度，熱切關心著身邊的一切人事物，積極參與。

從十二消息卦的卦象來看，芒種出生的人體內蘊藏著既代表著天空又代表著父親的剛健之氣，在整體運勢上，若要達到人和最好不要太過孤傲，在財運表現上一般只要能夠努力工作即可累積正財，值得注意的是，生在芒種時節的女生應防範由於工作過度投入所引發的人際關係問題。

若進一步考察自漢代易學家孟喜流傳下來的卦氣學說，會發現芒種的節氣為震卦上六，也就是火雷噬嗑卦。在此節氣出生的人，只要能夠處處尊重他人，以至誠心，光明磊落不帶私人情感的處理事情，遇事就事論事，不論在人際關係或是工作事業都能趨吉避凶，感情則因至誠而能減少凶象。

芒種養生守則

整體而言，芒種時節進入了人體新陳代謝的高峰時期，由於蘊藏在體內的陽氣外發，因此全身的氣血運行會跟著旺盛，整個人自然會隨時想要吃冰涼的食物來消除體內的暑氣。可是在這個降熱的過程中，卻因為體內的熱氣散去而陰伏內藏，如果再加之冷食、冷水、冷氣消暑，會造成汗氣不能向外排出的外邪干擾，反而妨礙了身體的自然循環，久而久之就會生病（尤其頭部和肺部是本節氣的保健重點）。因此在芒種時節，飲食上可以採少量多餐，並多喝茶清熱降火，在體能鍛鍊上，可以選擇在清晨與黃昏時散步調理血脈，並輔以短暫午睡，為一個長晝的下午醞釀更好的精神與體力。

芒種開運建議

西方有助於事業發展與提高升遷的運勢；西南方有助於人際調和與婚姻進展；東北方則有利財運和開啟財源。

加強整體運勢可以選定橙色。橙色加上米黃色能提振活力；橙色與天空藍搭配能夠帶來桃花；橙色加上黑白色能帶來財運。

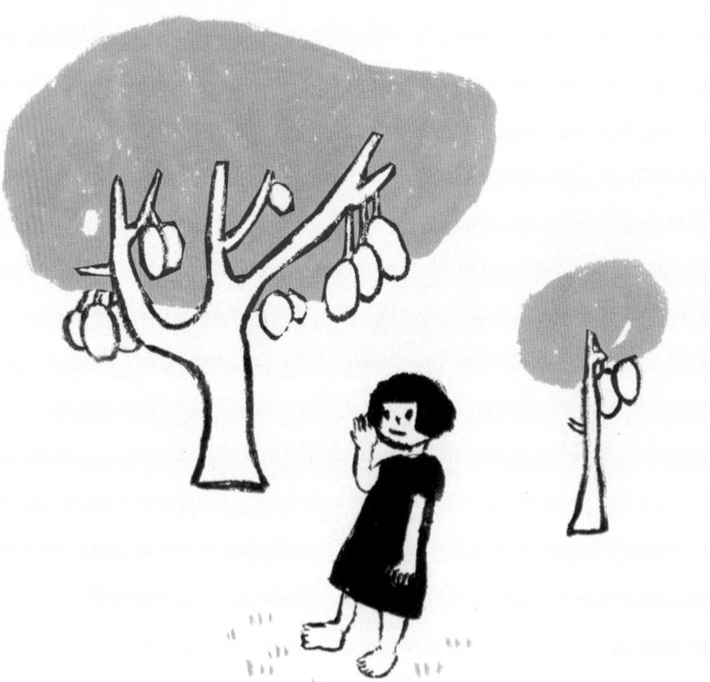

夏至

國曆六月廿一日或廿二日

夏果之王芒果盛產
赤腳散步保健良方

氣象曆

夏季到來，午前晴朗燥熱，午後大雨滂沱。

在天文上，夏至是太陽光直射北回歸線的時候，這天起北半球白天的時間達到最長，夜晚的時間最短，之後便隨著陽光逐漸往南直射，白天的時間會慢慢縮短。如果立夏是夏季的起點，夏至就是夏季已過一半的「中」點，可以說是夏季型氣候最明顯的時候。此時的最大特徵就是溫度明顯上升及降雨量減少。

隨著太平洋高壓逐漸增強，梅雨鋒面往北移動到中國長江流域附近，等於宣告台灣梅雨季結束，進入炎熱、多午後雷雨及颱風的典型夏季天氣。夏至開始的時間差不多在端午節前後，因此才會有「未食五月粽，寒衣勿入櫃」的諺語，意思是在端午節過後才是典型的夏季型天氣，才能安心的把冬衣收起來。

從平均溫度的年變化，就可以看出夏至燠熱的氣候特徵。每年大約從夏至進入台灣最炎熱的時候，並一直持續到立秋或處暑，溫度才明顯下降。以台北為例，六月下旬的夏至平均日最高溫（一天最高的溫度）開始上升到35度以上，一直到處暑結束後的九月上旬，才又下降到31度左右。

熱的地方不只北部，中南部及東部也有類似的特徵，在夏至、小暑、大暑到處暑這段期間，台中、高雄溫度也都有33度，東部花蓮有32度。由於台北屬盆地地形，本來就容易累積熱量，加上綠地逐漸較少、新開發的水泥叢林建築快速增加，在夏季溫度常常比其他地方都來得高，台北也成為台灣的火爐之都。

由於下雨的型態變成午後雷陣雨，通常天氣都是上午相當晴朗炎熱，中午過後因水氣及烏雲累積到一個程度，便降下滂沱大雨，有時還夾雜著雷擊。這樣的雨通常下得很急很快，令人措手不及，雨勢也相當大，建議在這時間出門記得帶把傘比較保險，雖然雨勢常常大到連撐傘也無法完全遮蔽，不過至少可以保護自己不致成為落湯雞。

夏至生活小叮嚀

1 嚴防中暑、多補充水分。
2 早上晾衣，中午就要收，以免被午後雷陣雨淋濕。
3 山區及空曠地嚴防雷擊。

夏至氣象資訊

北部

溫度 26—35°c
降雨機率 43%
累積雨量 135mm

中部

溫度 26—33°c
降雨機率 36%
累積雨量 123mm

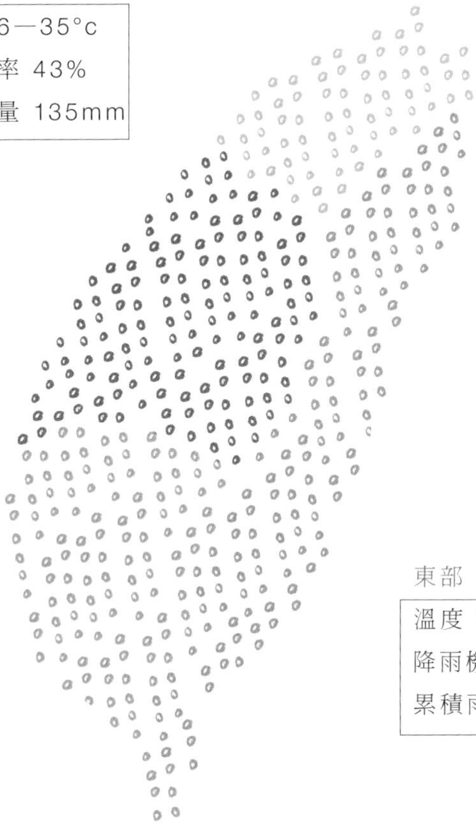

東部

溫度 26—32°c
降雨機率 25%
累積雨量 80mm

南部

溫度 27—33°c
降雨機率 37%
累積雨量 123mm

食材曆

芒果

俗諺說：「芒種夏至，檨仔（芒果）落蒂」，炎熱的夏至，開啟芒果的產季。

芒果是夏天水果之王，也是台灣人的驕傲，五、六月是比雞蛋略大、香氣濃但纖維粗的綠色土芒果盛產期，六、七月是果肉細緻的紅色愛文與體型巨大、肉質軟的黃色金煌接棒，九月則是味道較酸的紅色凱特上市。

這些不同品種的芒果，都是帶著異國身世飄洋過海，創造在地化的獨特風味。四百多年前荷蘭人從南洋將芒果引進台灣，在台南六甲栽種，慢慢擴散到各地，根據平埔族的發音，芒果被叫做檨仔，也就是現在台灣本土的土芒果。

土芒果的清香也引發清代旅台詩人、官員的好奇與喜愛。順治年間在福建任官的郁永河，到北投採硫磺。他沒見過這種長在大樹上、形如茄子，夏至成熟的芒果，品嘗之後，形容那種特別感受：「不是哀梨不是楂，酸香滋味似甜瓜。」乾隆年間來嘉義縣任官的謝金鑾更形容其口感是「吮蜜含漿到口和」。

五十多年前從美國佛羅里達州移植來台、最受國人喜愛的愛文，也是傳奇之果。當時在全台十一個地區推廣試種，幾乎都失敗，只有玉井的果農鄭罕池

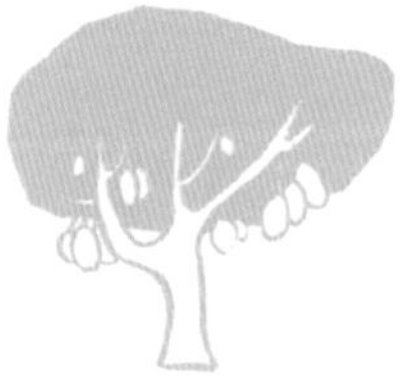

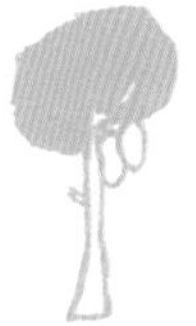

堅持下去，在第四年終於開花結果，寫下愛文傳奇。一九六六年，六龜果農黃金煌，將凱特與懷特品種雜交育種出金煌，與愛文成為夏日芒果雙豔。

沒有農人的堅持與巧思，夏天就無法如此繽紛，然而吃果子拜樹頭，身材高大的土芒果樹，抗病蟲害又耐旱，是行道樹重要樹種，也是愛文、金煌等芒果本土化的移植母株，土芒果的特有香氣，更夾帶著童年的美好記憶，是其他品種難以取代的。

夏至節氣食物

薑

俗話說「冬至蘿蔔夏至薑」，夏至炎熱，卻不宜吃太寒涼食物，炎夏吃薑，反而藉由溫熱食物來達到排汗解毒的效果。

夏至食材表

甜椒	南投仁愛、信義、埔里，雲林莿桐，高雄美濃，屏東高樹
辣椒	彰化芳苑，嘉義新港，高雄美濃，屏東高樹、鹽埔，花蓮鳳林
土芒果	台南玉井、楠西、南化、大內，屏東高樹、鹽埔、新埤
愛文芒果 金煌芒果	台南玉井、楠西、南化、大內、官田，高雄六龜，屏東枋寮、枋山

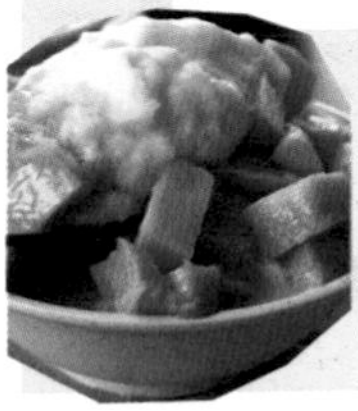

蘭嶼達悟族船祭

每年六月是達悟族的新船祭，新船下水是島上重要盛事，因此下水前要舉辦盛大隆重的儀式，才能祈求神明保佑，漁獲豐收。為了籌辦船祭，除了上山挑選適合造船的樹木，伐木造船，也開始養豬、耕種芋田，做為宴請賓客的禮物。

達悟族賴以為生的拼板船，是生活工具，也是工藝作品，這是根據船身不同結構，採用不同材質的木板，用木栓逐一拼裝組合起來，再經過細部修整、雕刻與彩繪的漁船。例如船首的齒輪狀的眼睛紋飾，代表船眼睛，有避邪作用，保佑在大海航行順利平安。

由於大船象徵承載人與神靈的用具，也是海洋與陸地之間的媒介，充滿神聖與禁忌，因此需要透過祭典儀式來傳達誠意與驅逐惡靈。

下水前一天，族人抬著前幾天採收的芋頭，逐一蓋滿船身祈福，船祭當天，再將芋頭送族人。船主和男性親戚聚在一起吟唱禮讚船主和新船的古調。下水前船長舞刀驅逐惡靈，船員則握拳抖動，面露猙獰大聲嘶吼，其餘的族人也加入，用力拍打船身，數十人再抬起船身向上拋擲，最後將船迎向大海，沿途仍不斷驅趕惡靈，大船入海前最後再拋擲一次。船在海中繞行一周後上岸，將魚放在船上象徵吉利豐收，宰殺船尾的雞來供奉船靈，祈求出海平安。

達悟族的船祭，莊嚴慎重，充滿力與美，更象徵部落文化的傳承與堅持，讓許多部落青年返鄉參與，凝聚認同，也成為觀光客體驗達悟文化的主要活動。

夏至旅遊同場加映

1小米祭：達悟族不像其他原住民部落每年固定舉辦豐年祭，而是由島上各村長老商議舉辦時間，決定日期後，在前一年種植小米，六月小米收成後舉辦小米祭慶豐收，成為船祭之外，值得參與感受的重要祭典。祭典現場將小米堆成高塔，還有飛魚乾、鬼頭刀魚乾、各種豐收的水果、地瓜與芋頭。族人穿著傳統服飾，男性表演搗米舞、女性演出頭髮舞，呈現豐收歡樂的氣氛。但提醒外地人拍攝船祭、小米祭需要付費辦攝影證，並尊重當地文化。

2單車環蘭嶼：蘭嶼島上有四十公里的環島公路，不易迷路，以往觀光客都以摩托車為交通工具，但是現在也逐漸發展單車遊蘭嶼，除了健身環保，由於單車機動性更高，能深入拜訪各村落，是認識蘭嶼的有趣方式。

養生運勢曆

樂觀進取，要事諮詢；飲食清淡，親近大地。

夏至風颱至。在節氣進入夏至之時，太陽正好走到黃經九〇度，一般來說夏至會在端午節過後，此時有些地方栽種的當令蔬果稻米已經可以收成，而在收成的同時，為了秋收的農忙也已開始，所以說夏至既是一年第一個收成的季節，也是另一個耕耘的季節，可以想見在這樣一個哈密瓜、芒果、稻米、苦瓜、南瓜等盛產的節氣裡，豐收的感受是多麼的熱鬧。

表現在性格上，夏至出生的人，性格非常磊落陽光，與夏至出生的人互動，並不需要太多刻意的經營，因為他們內在擁有五顏六色的豐富資源和能量，他們發光發熱很能夠成為眾人目光之焦點。當這樣的個性體現在工作上，通常也能在同事間成為提振人心和工作精神的一股力量。但是在投資理財上，似乎稍微需要仰賴別人的帶領和牽引，才能避免任擲金錢造成的損失。若進一步考察自漢代易學家孟喜流傳下來的卦氣學說，將會發現夏至的節氣隸屬離卦初九，也就是不定漂泊的旅卦。此意味著，在夏至出生的人，在面對任何陌生的環境和困難時，除了樂觀、小心謹慎、潔身自愛、不可大意之外，倘若能夠理性切割各個難題，把大困難切割成若干小困難，並徵詢其他有力人士的建議，

乾為天

離為火

火山旅

一一克服，不論是財富、感情、事業與人際關係就能亨通達暢。

夏至養生守則

夏至時節由於陽盛於外，尤其在夏至當日晝最長夜最短，暑氣凌人，容易導致人心煩意亂。意亂則傷心，影響全身氣血循環。此外，從端午前夕便開始梅雨，梅雨後緊接著端午的午後雷陣雨以及不定時的颱風天氣型態，所以通常夏天也會伴隨著濕氣。身體長期浸在濕熱中容易引發蕁麻疹等皮膚疾病，同時濕邪也會導致脾胃衰弱，以致疲勞無力，這正是「苦夏」的典型症狀。要緩解苦夏，除了在飲食上力求清淡，心主神明，保持身心愉快也是夏季身體保健的重點。為了保持身心愉快的狀態，冷氣房和電影院雖不是最佳良策，但可以偶一為之。最理想的保健方式是選擇在傍晚、清晨或睡前赤腳在住家附近的公園草地散步，親近大地以舒緩心裡的緊張與壓力，或者也可以選擇水中慢跑，不僅可以保持神明清醒還能維持健康。

夏至開運建議

西方可以增益事業發展與公司內部升遷；西南方有助於人際關係與婚姻進展；西北方可保平安；東北方有利財運。

加強整體運勢可以橙色為主。橙色加上金黃色能提振活力；橙色與淡藍搭配能夠帶來桃花；橙色加上黑白色能帶來好運，創造財富。

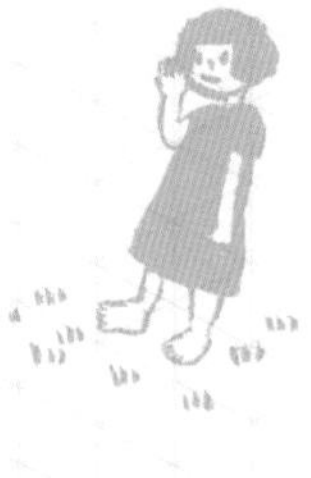

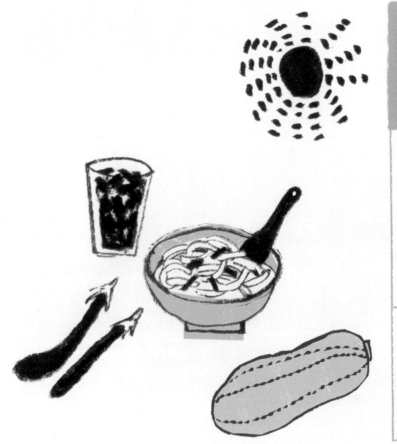

小暑

國曆七月七日或八日

最熱節氣絲瓜開胃
仙草米苔目最消暑

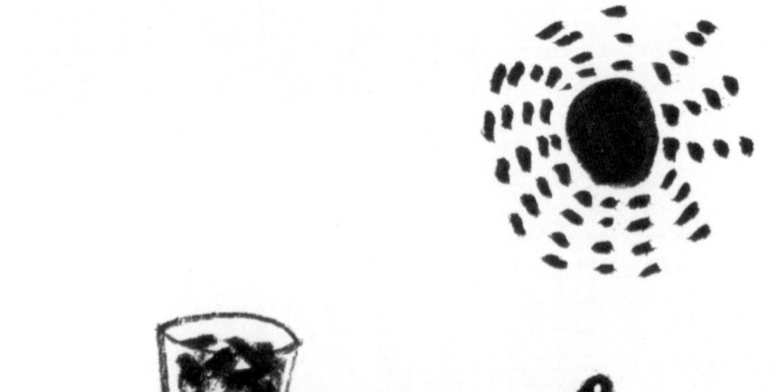

氣象曆

燠熱如火爐，台灣最熱節氣。

小暑是二十四節氣中，台灣最熱的時候，依照傳統節氣定義，應該是大暑最熱，不過節氣發源於中國黃河流域，台灣的氣候自然無法完全吻合，加上氣候變遷，亦會出現一些誤差。如果要重新定義台灣節氣的話，小暑和大暑互換可能會比較合適。

根據近六十年來的氣象觀測資料，小暑期間台北市的平均日最高溫高達約攝氏35度，台中、高雄約33度，花蓮也都有32度。台北的盆地地形使得太陽輻射帶來的熱氣在盆地中混合無法逸出，加上都會區大樓林立鮮少綠地，水泥柏油吸熱及冷氣機的廢熱氣排放，都使得空氣更加悶熱難耐，悶熱程度居全台之冠。

小暑到底有多熱？根據統計，小暑期間台北市日高溫超過33度的天數達八成，台中也有六成，高雄和花蓮則有兩成，而台北市超過34度的天數也高達六成，也就是說十五天裡頭有九天的時間高溫都超高34度。這也打破了高雄比較熱的印象，主要是因為高雄靠海，除了地形開闊熱氣較容易散逸之外，還有海氣的調節，所以陽光雖然大，但是風也較強，不像台北那種空氣似乎完全沒在流動般的悶熱。

如果以國際常用的熱浪指標每日高溫35度為基準來看，台北近十年來每年有將近七十天達此標準，幾乎與中國許多火爐都市，如武漢、重慶、福州、長沙等相當。

小暑的降雨類型依然是屬於夏季午後雷陣雨型，不過降雨量又比夏至高，尤其中南部降雨量增加的幅度較大，降雨機率也超過北部和東部。主要是南方暖濕空氣勢力越來越強，影響台灣的雲系也都改從南方或西南方而來，尤其以南海、台灣海峽南部和巴士海峽較多，中南部是主要受影響區域，降雨率也因此比北方高。

小暑生活小叮嚀

1 炎熱，白天儘量少待在戶外。
2 嚴防中暑，中午前後應避免劇烈運動。
3 陽光炙熱，紫外線強，須注意防曬。

小暑氣象資訊

北部

溫度 27—35°c
降雨機率 37%
累積雨量 96mm

中部

溫度 26—33°c
降雨機率 46%
累積雨量 147mm

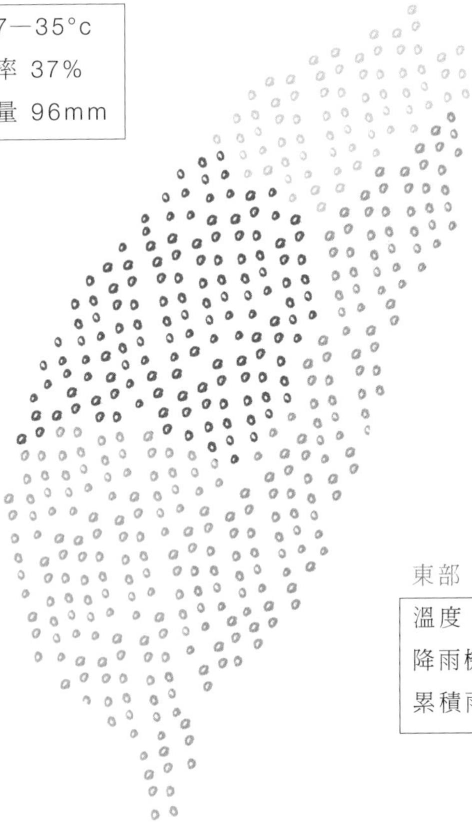

東部

溫度 26—32°c
降雨機率 26%
累積雨量 81mm

南部

溫度 27—33°c
降雨機率 46%
累積雨量 212mm

食材曆

絲瓜

當節氣開始邁入小暑，天氣越來越躁熱，吃什麼都上火，只有瓜越熟越清甜，農諺說「六月瓜」，此時吃絲瓜正當令。

絲瓜有豐富的維生素C，可促進新陳代謝，增加抵抗力，從中醫角度來看，絲瓜性涼，有清熱解毒、利尿消腫的功效，絲瓜藤莖的汁液有保持皮膚彈性的功能，絲瓜露還有「美人水」之稱。

俗稱菜瓜的絲瓜既普遍又常民，且簡單好料理，先用蔥薑爆香來緩和絲瓜寒涼特性，加水煮沸後，放入絲瓜煮滾了，可以做成蛤蜊絲瓜或絲瓜麵線，青嫩嫩的顏色加上豐潤的口感，開胃消暑。

一般煮熟的絲瓜容易變黑，礁溪溫泉絲瓜與澎湖絲瓜，不只不易變黑，口感更獨特。由於溫泉絲瓜種在溫泉流通的田間，水分與礦物質養分充足，外型筆直瘦長巨大，顏色特別翠綠、瓜肉更為細嫩清甜。而俗稱角瓜、外型粗獷，有稜有角的澎湖絲瓜，模樣更特殊。由於澎湖日照強烈，土地貧瘠、鹽分高，反而滋養出爽脆的口感，雖然絲瓜不宜生吃，但是澎湖特有的絲瓜沙西米料理，稍微清燙一下去腥味，泡冰水冰鎮後就能食用，口感甜脆，水分飽滿，風味誘人。

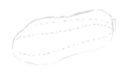

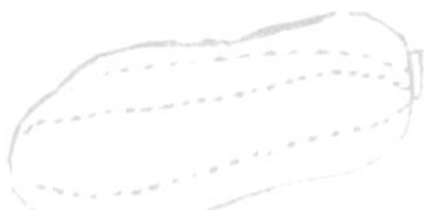

雖然台灣也有種澎湖絲瓜，滋味就是比不上被澎湖陽光與海風淬鍊出的口感，無論如何，絲瓜最大特色就在於生命力。絲瓜跟瓠瓜都屬於藤蔓植物，只要有棚架提供施力點，它們都能在有限空間中四處蔓延，開拓生命領土。除了幼嫩多水的身軀可供食用，過熟的絲瓜，軀體老邁，纖維變粗，還能成為清潔擦拭的菜瓜布。

輕盈的絲瓜，其實蘊含土地的重量。

小暑節氣食物

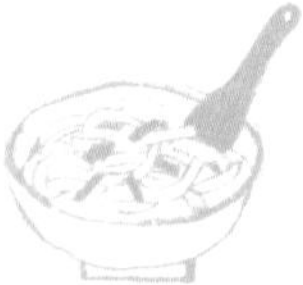

仙草水、米苔目

俗話說「六月六仙草水米苔目」，這個時節正是暑熱發威的季節，傳統要喝仙草水和米苔目消暑。米苔目是用在來米漿與地瓜粉混製，在竹製的米篩上搓揉、變成細條狀後，煮熟放涼，再加入清冰或甜湯，與仙草同樣有清熱解毒的保健效果。

小暑食材表

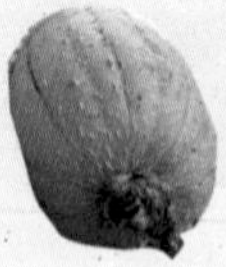

茭白筍	南投埔里、魚池、竹山
絲瓜	南投埔里，台南東山，高雄大社，屏東高樹、里港、萬丹
茄子	雲林林內，屏東高樹、九如、鹽埔、里港、屏東市
番荔枝	台南歸仁，台東太麻里、東河、卑南、台東市
荔枝（黑葉）	新竹市香山，台中霧峰、神岡、太平，彰化彰化市、芬園，南投南投市、草屯，嘉義竹崎，高雄旗山、杉林、大樹
檸檬	屏東九如、里港、高樹
鬼頭刀、魷魚與嘉鱲	彭佳嶼
小卷、紅魽與赤鯮	基隆北方外海

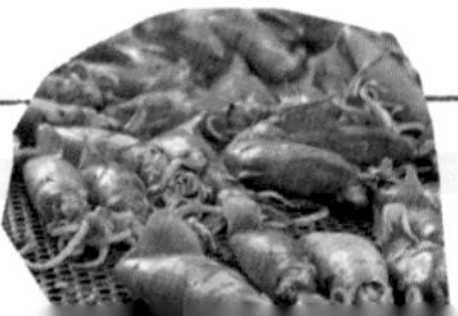

旅遊文化曆

白河蓮花節

俗諺說：「小暑過，一日熱三分。」小暑過後，氣溫節節升高，夏天盛開的蓮花，也隨之盛放。「北觀音，南白河」是台灣盛夏最適合賞蓮的地方，有蓮鄉之稱、蓮花面積全台之冠的台南白河，在七、八月舉辦「白河蓮花節」，以賞蓮活動與單車悠遊綠色隧道的樂活方式，吸引不少遊客體驗白河自然之美。

來白河就是避暑賞蓮，因蓮花盛開時刻在清晨與黃昏，只有悠閒之人有緣與蓮花相逢。除了路邊農田盛開的蓮花、面積四公頃的蓮花公園也能看到壯觀的蓮海。白河蓮花節不只賞蓮花的清幽，也有熱鬧活動，例如蓮花寫生、路跑、剝蓮子與音樂會，還有以蓮花、蓮子入菜的特色餐點，讓每逢週六週日的白河蓮花節，擁有多采多姿的豐富面貌。

除了賞蓮花，白河藝術家也將蓮花化為生活藝術，讓蓮花與在地文化更緊密結合，遊客能體驗荷染、玩陶與在衣飾上彩繪蓮花的樂趣，甚至品蓮花茶，在小橋流水與藝品空間中，感受蓮鄉的文化。

白河是蓮鄉，也是黑色溫泉鄉，百年歷史的關仔嶺溫泉，在日治時期，曾名列四大名湯，成為日軍療養之所，因為白河地下層有泥質岩層，湧出的溫泉混入了泥岩微粒和各種礦物質，成為泥漿溫泉，也是台灣唯一的「濁泉」。台南籍音樂家吳晉淮曾來關仔嶺一遊，感受溫泉鄉之美，在一九五七年譜曲主唱「關仔嶺之戀」，讓關仔嶺成為知名的浪漫溫泉鄉。

「嶺頂風光滿人意，清風吹來笑微微。百花齊開真正美，阿娘呀對阮有情意，啊……遊山玩水爬山嶺。」小暑正宜遊蓮鄉，展開一場關仔嶺之戀。

小暑旅遊同場加映

1白荷陶坊：來白河玩蓮花季，可以在白荷陶坊感受不同的寧靜氣氛。這裡處處是故事，陶坊主人除了導覽蓮鄉故事與私房景點，還有特色餐飲、民宿與藝術體驗。餐點以當令蔬果入菜，例如荷風涼麵加上蓮藕絲、紅蘿蔔、小黃瓜及特調醬汁，口味清爽。這裡的空間都是以蓮花與綠色植栽來呈現，還有窗櫺、門板與糖廠廢枕木等文物，充滿藝術生活之美。

2關仔嶺溫泉：關仔嶺位在群山丘陵之間，除了泡湯之外，這裡的自然景觀也很特別，其中「水火同源」是台南縣八景之一，因為關仔嶺的特殊地質，讓崖壁間冒出天然氣，燃起火焰後生生不息，崖壁縫隙又湧出泉水，形成「水中有火，火中有水」的特殊景觀。

小心謹慎把握機會；
粗茶淡飯降火氣．慢跑游泳增免疫。

天風姤

離為火

火天大有

當節氣進入夏至後，便正式確定了夏天的季節型態，在氣候上伴隨的通常是經常性的午後雷陣雨（在山區午後雷陣雨的情形更為顯見），在農務上，第一季的稻穀已經收成，小暑之後，則在準備第二季的秧苗。在小暑的階段，天氣熱過一天，甚至在黃昏過後，大地仍舊籠罩在蒸騰的夏氣中，正可謂盛夏淩人。

對應到此節氣的卦象，則是代表天的乾卦和代表風的巽卦之組合——風在天之下。從陰氣和陽氣的關係來看，小暑正是一年中陽氣攀爬到顛峰，從顛峰開始下降的階段，在十二消息卦裡也就是「陽極陰生」的階段。陽代表著暑熱，陰代表著那道隨時會吹來的風。若進一步考察自漢代易學家孟喜流傳下來的卦氣學說，將會發現小暑的節氣隸屬離卦六二，也就是代表遍照萬物，盛大富有的大有卦。小暑出生的人，不論在職場或者在情場上，都擁有很多機會，可謂追求者眾。但如果沒有把握天賜的良機累積自己的實力，而讓個性中進退不決的部分左右自己，或許最後會白忙一場。一般來說，小暑出生的人如果希望自己攻無不克、所戰皆捷，「寬嚴並濟」的處世原則，以及能夠抓住天時地利人和所造就的自然機會，可能將是成功或是失敗的關鍵所在。

小暑養生守則

小暑主人體中的筋絡、頭、肺等部位，在這個一日熱過一日的節氣裡，如何能夠維持整個人的清爽清明，是此節氣主要的課題。一旦人不清明，不論談感情、投資、工作、甚至是家庭或是個人在體驗、感受事物上，或是需要理性決策事務的時候，都可能會做出自己也不能確定的事情。因此建議在吃的方面採取粗茶淡飯的模式，日間可以喝一些青草茶、地骨露或仙草茶降火氣；利用晨間、黃昏或夜間的慢跑，也可以鍛鍊人的心肺功能，促進消化，增強對於環境的免疫力。夏季游泳可強化呼吸系統。但切記運動後需要以溫熱水沖洗，若以冷水沖洗全身，反而會引起風寒或是關節疼痛，違背了養生之道。

小暑開運建議

東方可以增益已婚者的家庭關係；西方有助事業進步；北方利於升遷與課業；西南方有助人際關係的進展，西北方可保身心愉快。

橙色是強化整體運勢的主要色彩。橙色搭綠色能幫助愛情滋長；橙色配上藍色有助財富的累積。橙色搭配金色可以招來好運，並增進人際關係。

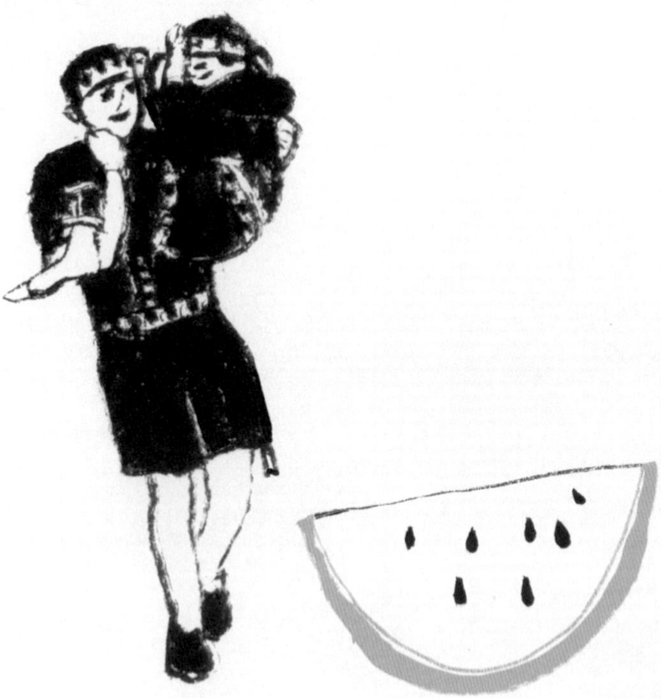

大暑

國曆七月廿三日或廿四日

阿美慶豐年
大暑啖西瓜

氣象曆

酷熱難耐，熱帶風暴蠢蠢欲動。

前面提到台灣的小暑其實可以取代大暑，成為台灣真正最熱的節氣，大暑則是二十四節氣中排名第二熱。從夏至開始就進入溫度高峰時期，至立秋開始後溫度才再略微下降。所以基本上大暑其實是小暑的延續，只是大暑期間來自南方的水氣量又更多了，降雨增加導致溫度下降，因此溫度才差了小暑那麼一點，而讓出「最熱」的冠軍寶座。

平均而言，大暑期間台北日最高溫平均逼近35度、台中、高雄為33度，花蓮則約為32度左右。在大暑的十五天當中超過攝氏33度的天數，平均台北有十一天、台中八天、高雄為二天、花蓮則有三天。也就是說最熱的地方還是在北部的都會區，超過34度的天數則仍有八天，其次為中部和東部，最後則是南部的高雄，所以以都會區來說，反而南部的溫度比中部及北部都來得低。

南部溫度比其他地方低的原因，主要是因中南部地勢較平坦，有海氣的調節，降雨量比其他各地區都來得多，而這也是大暑溫度比小暑略低的原因。大暑期間來自西南季風的水氣量比小暑期間還要多，而雨降下之後可以緩和地表溫度，雨停後空氣蒸發也會吸收空氣中的熱量而降低溫度，因此也就感覺不會那麼熱，而這也是夏天下午後雷陣雨之後就不會那麼熱的原因。

除了熱之外，大暑期間也要開始準備積極防颱了。台灣的颱風季大約從六月開始到十一月左右，颱風數目最多的時間是在七到十月，尤其以八月份最多，剛好是大暑的後半段。平均而言，七到八月份有九個颱風生成，有一・六個颱風會影響台灣，其中近年來最令人永生難忘的，大概就是二〇〇九年八月五日至十日造成中南部嚴重災情的莫拉克颱風，而二〇〇一年造成東部嚴重災情的桃芝颱風，也是在大暑期間所發生的。

大暑生活小叮嚀

1 注意防曬，多補充水分以防中暑。
2 提早做好防颱準備。
3 前往山區時須留意溪水暴漲。

大暑氣象資訊

北部

溫度 27—35°c
降雨機率 40%
累積雨量 133mm

中部

溫度 26—33°c
降雨機率 45%
累積雨量 188mm

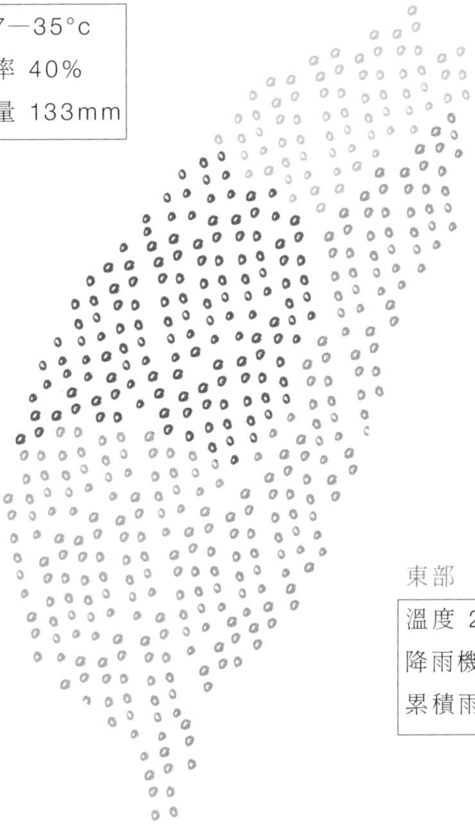

東部

溫度 26—32°c
降雨機率 28%
累積雨量 122mm

南部

溫度 27—33°c
降雨機率 49%
累積雨量 182mm

食材曆

西瓜

暑氣極盛的大暑，最適合來片冰涼多汁的西瓜消暑。別名水瓜、寒瓜的西瓜，不只消暑解渴，營養成分也高，有維生素C、茄紅素、蛋白酶，能夠抗氧化、防黑斑，利尿消腫，甚至降血壓。尤其是介於果皮與果肉之間的白肉，中醫稱為「翠衣」，切絲涼拌，能消炎利尿，敷在臉上也能滋潤鎮定肌膚。

這麼營養消暑、受人喜愛的西瓜，可說是全球化的先驅。最早種植西瓜的是古埃及人，輾轉由地中海傳入北歐，也遷移到中東與印度，最後從西域進入中國。由北方的契丹人西征回紇引入，一直到南宋時，一位高官出使金國帶入種子，西方才在南方落地生根。清代移民引進台灣，清代史學家還認為台灣在閩南之東，西瓜可以稱為「東瓜」。

自古以來，台灣一年四季都能生產西瓜，只要是沙洲沿岸，北從三芝、桃園、彰化到雲林、高雄、屏東與花東，甚至澎湖、馬祖東莒小島，都能種出又大又甜的西瓜。台灣的風土特質，也讓台灣西瓜在冬天專程進貢給北京皇帝，被稱為「萬壽果」。

台灣有個西瓜大王陳文郁，長期研發改良西瓜種子，例如他創造黃皮紅肉

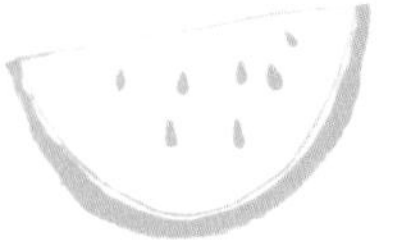

的「黛安娜」，改變西瓜都是綠皮的印象，甜度也高達十一度，甜入人心。全球有四分之一的西瓜種子，都來自陳文郁的巧思，讓世界從一粒種子認識台灣，也讓西瓜成為台灣的驕傲。

西瓜也是台灣與世界分享的禮物，夏天多了西瓜，多了一份甜蜜，西瓜不是萬壽果，應該是萬歲果才對！

大暑節氣食物

半年圓

農曆六月十五正好一年過了一半，也是大暑節氣的尾聲、邁入秋天的時刻，台灣人稱為半年節，要拜神明感謝保佑，全家要吃半年圓（紅湯圓）慶團圓，甜湯更象徵甜甜蜜蜜，事事如意。

大暑食材表

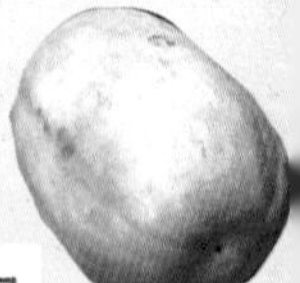

苦瓜	台中新社，彰化二林，屏東高樹、萬丹、里港、九如
長豇(菜)豆	高雄美濃，屏東高樹、里港、九如、萬丹、鹽埔
辣椒	彰化芳苑，嘉義新港，高雄美濃，屏東高樹、鹽埔，花蓮鳳林
西瓜	苗栗後龍，彰化大城，雲林二崙、崙背、四湖，屏東鹽埔、萬丹，花蓮鳳林、壽豐
木瓜	南投草屯，雲林林內，嘉義中埔，台南大內、楠西、玉井、南化，高雄美濃，屏東長治、新埤、高樹、萬巒
溫帶梨	台中和平，南投仁愛
酪梨	台南麻豆、大內、佳里

旅遊文化曆

花東阿美族豐年祭

大暑是盛夏的最高潮，東台灣的阿美族豐年祭，用高亢嘹亮的慶豐收歌舞，感謝大地祖靈的賜與，這個傳統也成為台灣重要的文化慶典。

阿美族豐年祭是以農耕為主的阿美族的過年，以往是十月慶祝小米豐收，日治時代改種水稻之後，豐年祭就提前到稻米豐收的大暑時節，代表一年的結束，也具有休養生息的意義。而且旅居各地的部落青年，也會在豐年祭回鄉團聚，

豐年祭要等到稻穀收割入倉之後才正式開始，每個部落收成時間不同，豐年祭時間也不同，通常都是從南到北，台東南區部落先開始，接著各部落陸續展開豐年祭，整個花東大約有一百多場、為期一天到七天的部落豐年祭。

豐年祭有嚴格的規範，儀式分為迎靈、宴靈、送靈，由部落男性負責迎靈與宴靈，最後送靈的豐年祭歌舞，才開放女子、小孩以及民眾參觀，並在女子的歌聲中畫下句點。

豐年祭最陽剛威武的是年輕男子擔綱的「勇士舞」，這是以大幅度肢體擺動展現戰鬥精神，整齊劃一的歌聲與舞蹈，震撼人心。晚會最有魅力且吸引人的是「情人之夜」，這是男在內、女在外圈的集體舞蹈，熄燈之後，未婚男性背著情人袋（色彩豔麗、手工

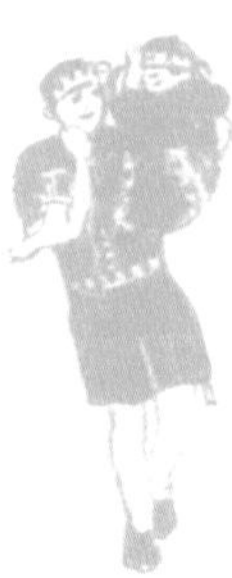

製作的攜物袋），當未婚女子看上某個男子，就跟在他身後，拉拉他的情人袋，將裝飾祈福繩結的檳榔放進袋裡表情意，如果男子也喜歡她，就回贈情人袋。儀式結束後，繼續勁歌熱舞，也開放觀光客一起加入。

大暑大過年，原住民的豐年祭是揮別夏天的歡樂盛宴。

大暑旅遊同場加映

1 花蓮馬太鞍溼地：花蓮光復鄉的馬太鞍部落豐年祭很有趣，此外也以溼地生態聞名。十二公頃的溼地，是花蓮最大的溼地，也孕育部落耕種捕魚的獨特生活方式，夏天來這裡賞荷與賞鳥，步行或騎自行車欣賞溼地風光，還能體驗阿美族的巴拉告捕魚法（Palakaw），利用中空的竹子、筆筒樹樹幹與九芎枝等天然材料，製作一個三層的結構物，放入水塘中，讓魚蝦在其中棲息繁殖，可以在不同層次中捕獲小蝦、鱔魚、土虱或吳郭魚。

2 花蓮太巴塱部落：鄰近馬太鞍的太巴塱部落，傳說中是阿美族文化的發源地，這裡有太巴塱文化園區，呈現部落文化特色。例如豐年祭場地是太巴塱國小，這個國小建築風格呈現太巴塱的鮮豔色彩，文化館外型是太巴塱祖屋，樑柱是用木頭彼此卡榫搭起，外牆是抗折性強的箭竹，屋頂是茅草，館內陳列部落的傳統器物，值得參觀一遊。

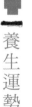

節制行止；通暢筋絡。

䷫
天風姤

䷝
離為火

䷔
火雷噬嗑

俗話說：「大暑不見青」。大暑時節於春天播種的稻穀應該已經收成完畢。大暑承接了小暑的天氣屬性，但從自古以來的平均氣候和溫度來看，比起小暑，大暑的平均熱度會再攀升些許，如果小暑的農忙還未收成的話，在大暑前夕一定要完成，否則耽誤了農事，接下來的收穫也會有問題。古代的王宮貴族，在大暑時，會舉家尋找相對比較清涼的地方避暑，百姓則在這個燠熱無風、萬里無雲並伴隨著午後雷陣雨的時節，為第二期稻穀的收成插秧。

根據十二消息卦的卦象，此節氣的表徵在於陽光普照、萬里無雲的天空底下偶有吹來的涼風。這偶爾吹來的涼意，是讓人們欣喜的風。這股風正可比擬於這個節氣出生的人，大暑出生的人普遍受到別人的寵愛（尤其是女生），別人有可能因為你而爭風吃醋，在個性上是溫和加上偶發性的急速熱情的組合。感情生活精彩豐富是大暑節氣出生的人的最大特點，在工作上則建議要試著培養定性，不要急著換工作，如果有問題應該要檢討缺失與討論，對個人事業的成長比較有幫助。

若進一步考察自漢代易學家孟喜流傳下來的卦氣學說，將會發現大暑的節氣隸屬離卦九三，也就是噬嗑卦。一般而言，大暑出生的人，在待人接物上容易遇到做過頭或者是衝過頭的現象，「過度」不但會形成人際關係的障礙，也會讓自己的際遇與努力不相稱，去處充滿了荊棘與罣礙。不妨聽聽朋友的忠言，將能有效化解人事物的阻礙。

大暑養生守則

筋絡、頭、肺等部位是大暑時養生保健的重點。筋絡的通暢不但需要從運動和起居著手，食物同樣也是關鍵。夏季常有人因食慾減退而乾脆不吃，與其不吃不如吃少。大暑時不由自主想喝冷飲吃冰，偶一為之則止，建議在飲食上可以吃薑，經過咀嚼消化的薑能夠發熱，不但可以解毒殺菌，也可以驅除體內由於吹冷氣、電風扇、喝冷飲、吃冰和泡冷水聚積的寒氣。此外，利用假日野外踏青，也有助脾胃運動，保健身體，病不得生。

大暑開運建議

西北方可以開啟家運和個人平安；東方可以圓滿已婚者的婚姻關係；西方有助事業成長；北方利於升遷與學業；西南方有助人際關係的進展，西北方可保平安。

橙色是強化整體運勢的主要色彩。橙色搭綠色能溫暖愛情；橙色配上藍色或是乳黃色有助財富的累積。

立秋

國曆八月七日或八日

中元祭放水燈
慰孤魂祈平安

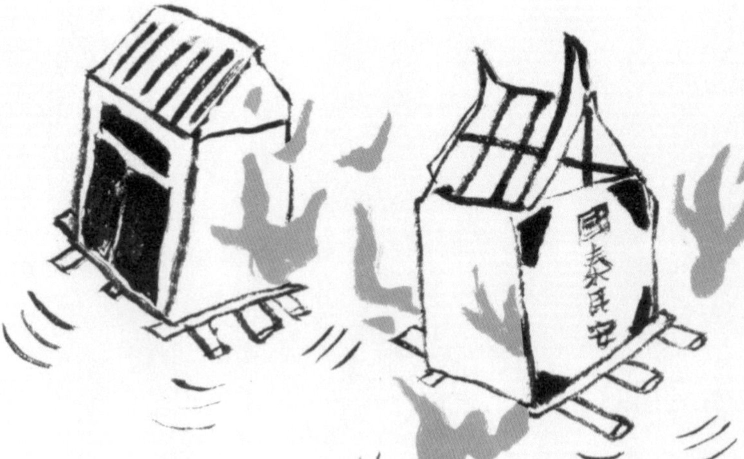

【氣象曆】

立秋天空表面平和，事實上戰雲密佈，颱風發生機率高。

字面上，立秋解釋為秋天的開始，古人說這天起暑氣漸消、早晚變得比較涼爽，但事實上台灣還是相當炎熱。立秋期間的高溫在二十四節氣中僅次於大暑和小暑，和夏至在伯仲之間，和上一個節氣大暑比起來溫度略微下降，不過降幅並不明顯。

而立秋對台灣影響最大的，恐怕就是天災了，一九五九年造成中南部大淹水的八七水災，和二〇〇九年造成南部破紀錄豪雨和台灣史無前例死傷人數的莫拉克颱風，都是發生在立秋這個節氣。

古代為祈求國泰民安，立秋這天皇帝得帶著朝中大臣向天祭祀，農民則常用立秋這天的天氣來判斷未來一期的收成，因而有「立秋無雨最堪憂」的俗諺，表示這天如果沒下雨的話，農作將歉收。另外又有「雷打秋，明年一半收」的俗諺，指立秋這天如果下雷雨，則明年的農作物收成將少一半，不過我們反覆看過去幾年台灣的氣象觀測資料，並無這樣的因果，實在無法用來判斷天氣和收成的前兆關係。

立秋仍然是台灣的盛夏季節，天氣主要受到太平洋高氣壓籠罩影響，全台各地中午高溫都有31到34度，近年來隨著氣候變遷，似乎有越來越熱的趨勢，尤其在都會地區有熱島效應，中午高溫達34度以上也越來越常見，而清晨的低溫仍然有25到26度。

立秋台灣依然受到西南季風的影響，主要迎風面的南部和東南部比較容易下雨，降雨機率可到五四%，也就是說十五天裡頭有八天的時間會下雨，主要還是下得比較急，但持續時間並不長的午後雷陣雨。中部和北部的降雨機率也分別有四九%和四四%，東部降雨機率只有三六%。

簡單的說，立秋的天氣表面上似乎很平和，但實際上是有點危機四伏。亦即在沒有颱風的時候相當晴朗穩定，但容易有午後雷陣雨，不過颱風發生的機率卻相當高，歷史資料顯示八月份是颱風最容易生成的時間，而這時生成的颱風也大多相當強烈，一旦侵台，多數會造成相當嚴重的損害，不得不小心。

另外立秋的濕度日變化也很大，通常在上午晴朗穩定時，濕度一路往下滑，有時中午溫度最高時會下降到五〇%以下，午後對流旺盛濕度可瞬間上升至八〇%以上，從炙熱到有點悶熱，得多注意皮膚出油、毛孔阻塞。

立秋生活小叮嚀

1 晴朗炎熱、注意防曬、嚴防中暑。雖說立秋是秋天的開始，實際上還未脫離炎夏，該做的保養和身體防護還是要做到。

2 颱風頻繁，規劃旅遊要小心。外出旅遊最不想遇到攪局的颱風，而立秋正逢暑假、又是颱風好發的季節，得多加注意。

3 濕度變化大，多注意皮膚保養，避免毛孔出油或阻塞。另外夏天多汗，也要多注意身體的清潔。

立秋氣象資訊

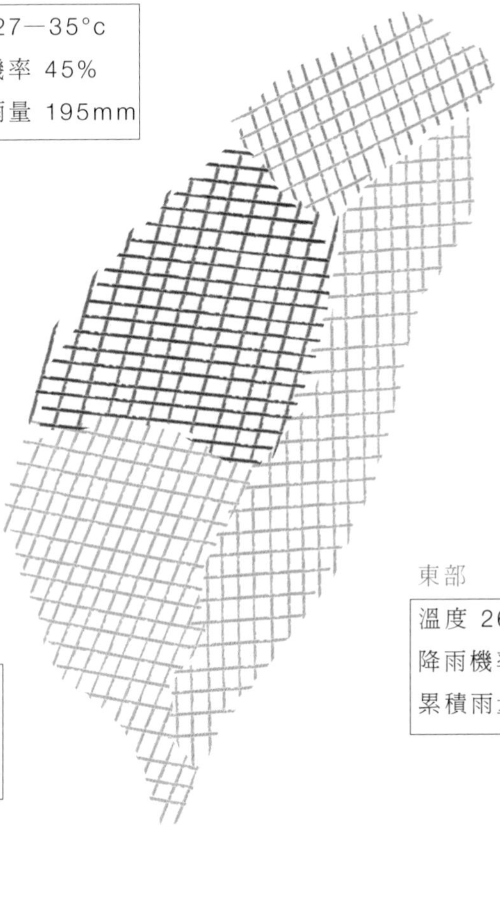

北部

溫度 27—35°c
降雨機率 45%
累積雨量 195mm

中部

溫度 25—33°c
降雨機率 46%
累積雨量 193mm

南部

溫度 26—32°c
降雨機率 57%
累積雨量 316mm

東部

溫度 26—32°c
降雨機率 32%
累積雨量 135mm

食材曆

筍

雖然進入立秋，但暑氣仍然高張，氣溫甚至凌駕大暑，農諺說「七月筍」，農曆七月要吃筍，因為筍有利尿消腫、清熱解毒與恢復疲勞的功能，豐富纖維質又能促進腸胃蠕動。時節正好是箭竹筍、綠竹筍、麻竹筍，甚至是茭白筍盛產的時刻，可一網打盡，吃個過癮。

台灣多山，四周產竹，先民生活和竹密切相連，除了抵禦外侮的木柵圍城，家屋也以竹為建材，竹器是重要的生活器具，當然竹筍也成為應時佳餚。蘇東坡詩：「好竹連山覺筍香」，我們吃竹萌發的嫩芽，也吃土地的自然生命力。

體型細長如箭的箭竹筍，產地以北部平溪、雙溪、三芝與金山為主，可以將箭竹、肉絲與辣椒、豆瓣醬一起快炒，或是與大骨、福菜一起熬湯，都能吃到箭竹的鮮嫩。牛角狀的綠竹筍，則是吃滑嫩甜美的纖細口感，涼拌最消暑，北部的三峽、五股與八里，台南的關廟都是主要產地，其中海拔四百公尺三峽五寮里的綠竹筍，生吃如梨汁多清甜，有「梨子筍」之稱，最讓人嚮往。

體型最大的麻竹筍，雲林古坑產量全台居冠，麻竹筍外型不像牛角狀的綠竹筍，個頭更大更挺直，雖然纖維不如綠竹筍細緻，但是竹筍排骨湯、竹筍炒肉絲，甚至是醃漬成筍絲、筍乾，也是夏季開胃美食。

另個驚喜是有美人腿雅號的茭白筍，種在水田的茭白筍，婀娜多姿，剝下如青袍的外衣後，呈現晶瑩如玉的體態，清蒸或燒烤都能吃到這個尤物的鮮美，夏季只有埔里盛產，一直延伸到秋末，礁溪的溫泉茭白筍也在此時上市，金山與三芝的茭白筍則在寒露之後接棒。

立秋節氣食物

麻油雞、油飯、鹹粽

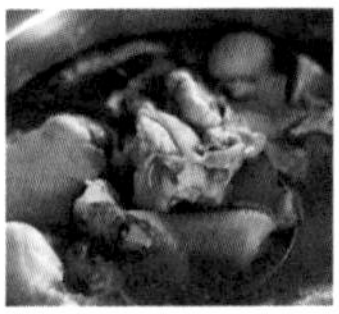

立秋通常落在七夕與中元節，七夕不只是牛郎織女相會的情人節，也是民間信仰中孩子保護神七娘媽的生日。這天會在孩子睡覺的床邊以麻油雞、油飯祭拜七娘媽，祈求孩子平安長大。另外台中大甲在中元節會吃沾蒜泥醬油的鹹粽。

立秋食材表

茭白筍	南投埔里、魚池、竹山，宜蘭礁溪
綠竹筍	新北市三峽、八里，桃園大溪、復興，台南白河、關廟，高雄納瑪夏
箭竹筍	新北市平溪、雙溪、三芝、金山，花蓮光復
麻竹筍	雲林古坑，台中市
胡瓜	苗栗大湖，高雄大寮、美濃，屏東里港、高樹、九如
甜瓜	雲林崙背，台南東山、七股、後壁，高雄路竹
楊桃	苗栗卓蘭，台南楠西，屏東里港
高接梨	苗栗大湖、卓蘭、三灣，台中東勢、后里、新社、石岡，嘉義竹崎，宜蘭冬山、三星
馬頭魚	台灣西北部

雞籠中元祭

立秋不見秋涼，氣候仍屬炙熱，農曆七月十五的中元節，通常也在立秋時分，各地的中元節慶活動，都呈現虔誠熱鬧的氣氛。由於移民社會的緣故，早期台灣瘴氣瘟疫盛行、械鬥火拼不斷，導致人民死傷慘重，使得祭祀先靈亡魂的中元節特別莊嚴盛大。

也許因為盛夏緣故，中元節呈現台灣人激情的另一面。光緒年間福建巡撫王凱泰寫下：「道場普渡妥幽魂，原有盂蘭古意存；卻怪紅箋貼門首，肉山酒海慶中元。」當時官方就禁令中元節過分奢華，日治時期來台考察民俗的佐倉孫三，在《台風雜記》也發現，台灣人平日工作努力，很少歇業停工，但是在中元節這一個月的祭祀活動，戶戶爭奇鬥奢，歌舞娛樂，日本官方也禁止過度鋪張浪費。

現在的中元節昇華為文化慶典活動，充滿虔敬與歡愉的氣息，沖淡往昔「鬼月」的冷肅，其中以「雞籠中元祭」最具代表。西元一八五一年基隆的漳泉械鬥、死傷嚴重，後來兩方協調改以宗親血緣取代地域，以陣頭代替械鬥，為記取教訓、撫慰亡靈，改以不同姓氏宗親輪值主普，這個傳統已經持續一百五十多年不曾中斷，而且越來越熱鬧，發展成為全台最盛大的中元祭。

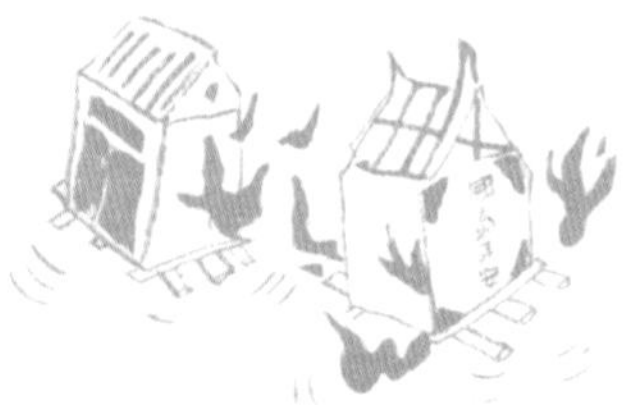

農曆七月十四日晚上，基隆就進行交通管制，水燈展示、花車、陣頭表演、舞龍舞獅、三太子台客搖滾，以及學生啦啦隊表演，陸續在街頭展開，晚上七點在港邊施放煙火，停泊在港口的船隻還會同時鳴笛慶賀，圍觀的民眾與居民，也將街頭塞得水洩不通。

活動的高潮是凌晨在八斗子望海港放水燈，道士誦完經，氏族宗親開始燒冥紙，燃放鞭炮，飛揚紙錢與鞭炮聲中，將紙紮的水燈送入海中，為水上孤魂照路，指引上岸接受祭拜。

雞籠中元祭，盛夏結束前的華麗嘉年華。

立秋旅遊同場加映

1主普壇：除了在街頭感受雞籠中元祭花車遊行的熱鬧，設在基隆中正公園山上的主普壇也值得一遊，這裡是中元祭的主普壇，也全台唯一的主普壇，每年由不同姓氏宗親主祭，主普壇的花燈佈置有如元宵節燈會般燦爛華麗。廣場上祭祀的供品也很特別，除了神豬之外，許多由麵粉雕飾而成的鳥獸動物、民間故事與吉祥裝飾，充滿民俗技藝之美，祭祀之後，只要有插香的祭品都可以自由取用。

2中元祭祀文物館：位於主普壇第一層的中元祭祀文物館，可以了解雞籠中元祭的歷史與文化內涵，還有上百件捏麵造型的供品模型，例如雞鴨、昆蟲與水果，饒富趣味。

心靜自寬，合作盡責；清暑益氣，避免脾虛。

大暑之後，日子一天熱過一天，當太陽走到黃經一三五度，節氣進入了立秋。縱使夏氣依然凌人，許多人因而發生四肢無力、頭昏、疲勞等苦夏與中暑症狀，然而節氣卻已經悄悄挪進秋天，在天氣表現上，偶有颱風的消息但不一定會侵入陸地帶來風雨，而先前既急又大的午後陣雨也收斂了，因此，由於缺少了午後降雨調節一天的氣溫，炙熱如烤的感受更是深切。俗諺有云：「一天落雨一天涼」，假設在立秋之後仍有下雨的情況，對於從事農漁的人彷如天上降下來的好消息。因為古人的經驗總結，認為立秋降雨代表收成加成，換言之即是五穀豐收，因此立秋降雨或不降雨對依賴農業和漁業吃飯的人，經濟上的意義可見一斑。

若進一步從漢代易學家孟喜流傳下來的卦氣學說，考察立秋所屬的卦象，將會發現立秋屬於離卦九四，也就是山下有火、物有美成的賁卦。整體來說，出生在立秋的人，性格上比較沉穩自持，宛如大山般頂天立地，同時承載了許多來自於親情、友情與愛情等等的責任與情緒，但要小心滿足現狀的態度，可能疏忽隱藏的危機。而立秋這個節氣也像是一年正好完整過了一半的間歇，因此也代表了短暫休止之意。事業運峰迴路轉，財

天山遯

離為火

山火賁

路宜跑長線是給立秋之人的建議。頭、肺、脾胃與手腳則是養生保健的重點。

立秋養生守則

在這個夏秋之交的時節，脾胃的保健相對複雜，一方面得清暑益氣，另一方面則要升脾陰以避免脾虛。脾胃主治化、升降與統血，飲食上除了應該避免暴飲暴食、過量飲酒與過度勞累之外，若能適當的運動，包括拉筋、循序漸進的伸展，也能強化脾胃的功能，立秋最佳的運動時間在早晨，晨運可以增強對環境的適應能力，晚間則應該避免激烈的運動而採取散步等相對較為溫和的運動方式（建議可日行三里），以上是立秋養生基本原則。

立秋開運建議

西方增益事業與婚姻；西北方為健康加分；東北方通暢財運有利家運亨通；西南方主人際關係、公司內部升遷以及改善學業。

利用紅色可以強化整體運勢，讓本人對人生更加熱情。紅色搭配卡其色可以增加個人魅力；紅色加上黃色除了可提升個人自信，並能避免財富流失。

處暑

國曆八月廿三日或廿四日

慢跑游泳釋濕氣
龍眼燻香好滋補

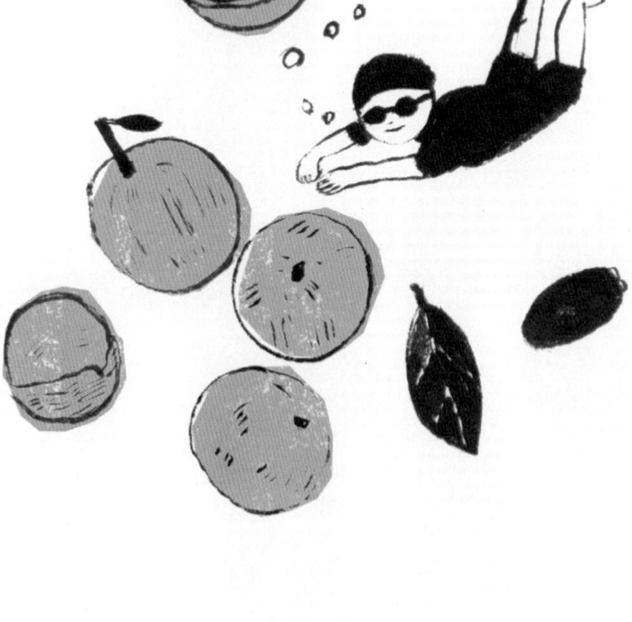

氣象曆

由夏轉秋的過渡期，
酷熱中可以逐漸感受到秋天的氣息。

處暑原是指夏天的暑氣即將終結，其中「處」有結束的意思。但事實上並不然，台灣各地平均高溫還是常為31到33度，無論是氣溫、下雨的情況或天氣態勢，都還是很夏天、通常得熱到十月底氣溫才會明顯轉折下降。

處暑這天陽光直射地球的地方已經稍稍往南移到北緯七・八度左右，約莫和帛琉同一個緯度。隨著陽光直射南移，主宰台灣夏季天氣的太平洋高壓也開始略微減弱，不過天氣主要還是受到高氣壓的影響，因此天氣仍然炎熱，再加上天氣變得比較乾燥，少了水氣調節，有時還會熱過七八月的盛夏，也就是我們常說的秋老虎，主因是太平洋高壓逐漸減弱後，又偶爾增強，帶來相當炎熱的天氣，習慣了涼夏，但突然變熱，感受上會更熱。季節過渡時期常會有出現上一個節氣天氣特色的情況；另一方面，由於空氣變得比較乾燥，無法調節熱氣，因此炎熱的天氣並沒有明顯緩和。

美國人則稱秋老虎為「印地安夏」(an Indian summer)，當時歐洲新移民和印地安人打仗時，印第安人常對其展開襲擊，直至深秋霜雪覆蓋大地阻礙通道，不過溫度一回升，就是印第安突擊隊可能又會展開攻擊的時候，因此有印地安夏的說法。

進入處暑之後，台灣的下雨型態也會開始轉變，中南部逐漸進入少雨期，北部和東部雨量則有略為增加的情況，尤其東部下雨的機會變多了，除了因東北風慢慢增強之外，也有颱風的影響。由於太平洋高壓外圍的順時針環流在大部份的情況下可以用來判斷颱風未來可能的移動方向，處暑時太平洋高壓減弱會造成颱風的行進路徑偏東，颱風也因此較容易影響北部和東部。

古人對處暑的景象觀察可以從三個候得知，分別是「天地始肅」、「鷹乃祭鳥」及「禾乃登」，意思是說處暑的時候慢慢有了秋意，老鷹也在這時開始捕殺鳥禽，不過因為老鷹是屬於有義行的動物，不捕殺懷有身孕的鳥，而稻米也在此時開始熟成。不過對生活於偏南方的我們來說，這三種景象恐怕都很難感受得到，一來是感受不到秋意，因此也有「處暑，曝死老鼠」的說法，二來是現代都市已經很少看到老鷹和農田或其他農作物了，不過往地勢較高的山區還是可以看到類似的景象。

處暑要特別留意龜速颱風，這時期太平洋高壓減弱，西南季風也開始慢慢減弱，颱風缺乏導引氣流，移動速度緩慢，而且其路徑也較難判斷，預報困難，常稱「秋颱沒人知」，若侵台的話停留時間也常會比較久，損失相對也大。

處暑生活小叮嚀

1小心秋老虎。天氣逐漸乾燥，有時天氣變得相當酷熱，外出還是要防曬及多補充水分，以免中暑。

2東部逐漸變得多雨，外出要記得攜帶雨具。

3小心迷路的颱風，處暑的颱風行動緩慢、動向又難以捉摸，侵台的話停留時間可能也會比較久。

處暑氣象資訊

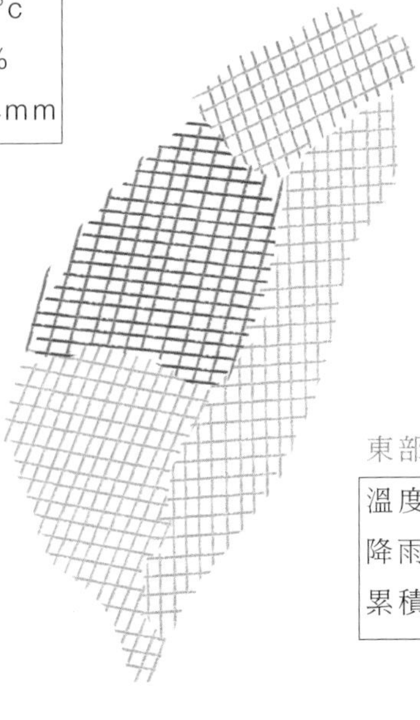

北部
溫度 26—34°c
降雨機率 47%
累積雨量 163mm

中部
溫度 25—33°c
降雨機率 50%
累積雨量 138mm

南部
溫度 26—32°c
降雨機率 56%
累積雨量 246mm

東部
溫度 25—32°c
降雨機率 40%
累積雨量 132mm

食材曆

龍眼

立秋之後，處暑時節，正是桂圓飄香的時刻。

台灣甜蜜蜜的龍眼，幾乎都是用土龍眼樹嫁接後的粉殼種，由於龍眼肉小巧玲瓏，不如荔枝肉肥大多汁，加上從立秋到白露只有一個多月採收期，為方便保存，自古以來都是用煙燻方式製成桂圓，加工後反而口感與價值更勝鮮果。

龍眼製成桂圓之後，在季節轉換時期與冬天食用，特別滋補養身，桂圓加薑絲煎蛋，能幫助產後婦女恢復體力，桂圓米糕、桂圓粥與紅棗桂圓茶，也是冬令讓人喜愛的甜品。龍眼還有「益智」的稱號，因為一身都是寶，外殼、果肉與果核都能用在藥膳食補，高大的龍眼樹可以當行道樹，龍眼木也是烘培龍眼的最佳柴薪，燻出桂圓的香氣。

台灣各地都有產龍眼，但是台南東山以百年老窯與龍眼木的傳統烘焙技藝聞名全台，因此全台有八成的桂圓都來自東山。桂圓製作過程繁複瑣碎，先用七十度低溫的慢火烘焙一整天，再用中火與小火各烘培兩天，過程中每半天翻動龍眼一次，每兩小時添加柴火，完工後，家家戶戶再動員剝龍眼殼、剔龍眼肉。由於烘焙火候影響桂圓的色澤、肉

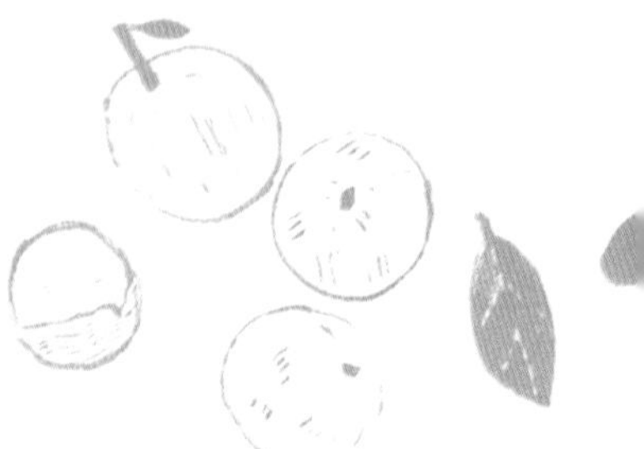

質與氣味，從頭到尾都需要手工製作，機器無法取代這種手感價值。

斗六出生，曾在清朝同治年間任官，日治時期又擔任通譯的黃服五，他的〈焙龍眼〉寫出了農家烘培龍眼的團圓幸福：「火色純青果色鮮，團團旋轉徹中邊。山家亦有秋收樂，一竈烘烘萬福圓。」

世界麵包冠軍吳寶春的酒釀桂圓麵包，就是使用東山百年老窯烘焙的桂圓，也讓世界認識台灣在地的國際級食材。

處暑節氣食物

鴨子

處暑有秋老虎的炎熱感，卻也是由熱轉涼的轉折時刻，晝夜溫差逐漸變大，為了去除燥熱，中國傳統的處暑飲食習俗是吃味甘性涼的鴨子，例如烤鴨、白切鴨。

處暑食材表

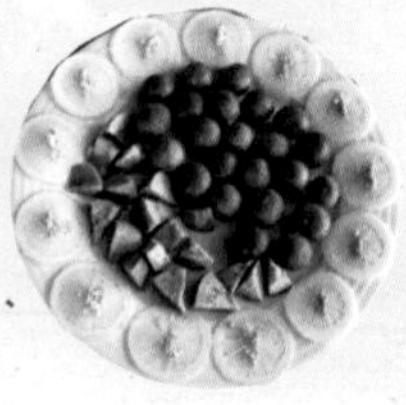

茄子	雲林林內，屏東九如、鹽埔、里港、屏東市、高樹
薏苡（去殼後稱薏仁）	彰化二林，南投草屯，嘉義朴子
龍眼	台中霧峰、太平、大里，南投南投市、中寮，嘉義竹崎，台南南化、龍崎、東山、六甲、楠西，高雄內門、田寮
紅目鰱與赤鯮	東北角

旅遊文化曆

宜蘭頭城搶孤

處暑提醒我們，這是暑氣的最後高潮，秋風將起，暑氣就到此為止了。處暑節氣中，農曆七月最後一夜的宜蘭頭城搶孤，在關閉鬼門前，也以最激烈緊張的方式告別長達一個月的中元節。

有兩百多元歷史的中元搶孤，具有台灣獨特的移民社會性格。中元普渡是為超渡佈施亡靈，而搶孤是將拜完的祭品分送給貧苦之人，因為僧多粥少造成搶食。早期搶食者都是乞丐遊民與各地亡命之徒，經常造成死傷慘重，也逐漸轉變成體能競賽，爬高聳的孤柱搶奪食物與象徵平安的順風旗，台灣巡撫劉銘傳雖然下令禁止搶孤，但搶孤已深入民間成為重要慶典。道光年間詩人陳學聖就寫下〈搶孤〉，描寫過程的驚心動魄：「高閣憑空跨市墟，牲粢羅列紙旗紓。健兒學得飛騰法，鬥捷爭先號搶孤。」

歷史悠久且驚險、也持續舉辦的頭城搶孤，最值得觀賞，因為頭城是漢人墾殖蘭陽的第一站，開拓過程歷經天災、疾疫與戰爭，這個背景讓頭城搶孤充滿傳統意涵，甚至在日治時期就出現團隊競賽來搶孤。現在的頭城搶孤活動，為了增加搶孤困難度，在長十三公尺的十二根高聳孤柱上塗抹黏滑牛油，五人團隊競賽者要互助合作，以疊羅漢方式向上攀爬，才能打敗對手，順利奪標。

這個全世界獨一無二、驚心動魄的搶孤活動，用肢體語言傳達人鬼和諧的祈求，也撫慰先民在天之靈，是對夏天最狂野的告別！

處暑旅遊同場加映

1烏石港：搶孤地點是在頭城的烏石港，烏石港之名來自港內的巨大黑色礁石，由於頭城是漢人在宜蘭第一個據點，烏石港在一八二六年啟用，成為蘭陽水路中樞的第一大港，也是蘭陽八景之一的「石港春帆」。具有歷史意義的烏石港現在雖然沒落，卻成為重要的觀光景點，烏石內港有一條長約一百公尺的景觀長堤，走在長堤上，可以欣賞頭城海景、海灘與龜山島風光，港內停泊的都是觀光遊艇，可以出海賞鯨豚或登龜山島，非常愜意。

2蘭陽博物館：二〇一〇年開幕的蘭陽博物館，獨特的建築風格讓人眼睛一亮，外型神似北關海岸常見的單面山，傳達從土地成長的理念，外牆以石材為主，反應單面山長期受海風侵蝕的紋理質感，室內透明空間藉由錯位產生之幾何線條，吸收飽滿光線，也有視覺的穿透效果。館內的展示區，藉由多媒體呈現台灣的山林植物與野生動物，以及宜蘭人文節慶、歷史與庶民文化，也值得駐足欣賞。

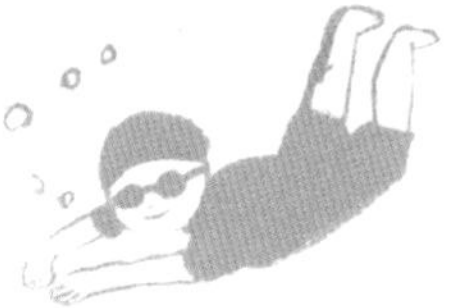

養生運勢曆

靈活積極，人和為貴；
黃色食材養護脾胃，
慢跑游泳釋放濕氣。

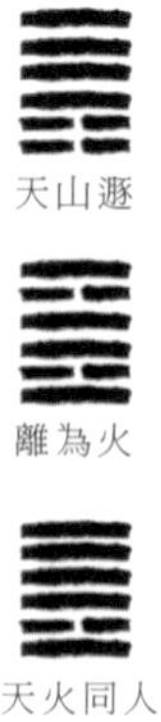

天山遯

離為火

天火同人

立秋之後便是處暑，時值八月，俗諺有云：「處暑，會曝死老鼠」，又云：「紅雲日出生，勸君莫出行」。在天氣型態上，處暑是大家熟知的典型秋老虎，日照的氣焰很高，毒辣之外並且燥熱，熱的屬性已經和小暑、大暑之時的濕熱不同；處暑的熱像是高張的火焰末端，高溫且乾燥，傷害性也強；在台灣及其周遭，處暑也正是颱風形成與襲擊最頻仍的時節，這個節氣不斷有新的颱風形成，倘若造成災害，不但有損農作物，災害之大恐怕也會影響當季或是整年收成、甚至對地形地貌造成不小的威脅。

處暑的午後高溫炎熱，但氣流的運動也很頻繁，午後三點後的陽光燦爛奪目帶點金黃色澤，偶爾吹來的涼風，的確能讓人明顯感到暑熱的消退與秋日的氣息。處暑的季節氣正如卦象所示，是不斷拔高的山與不得企及的天的組合，大山與藍天兩者勢均力敵。若進一步從漢代易學家孟喜流傳下來的卦氣學說，考察處暑所屬的卦象，將會發現處暑屬於離卦六五，也就是象徵君子正心誠意，與人和同之象的天火同人卦。

處暑出生的人個性沉穩中帶著老練的迂迴姿態，而這種迂迴，並非基於狡詐的特質，而是總結了前人的經驗，保留了人性在面對感情和人際關係中靈活以及彈性的一面；表現在金錢與投資上，處暑的人宜長期與短期工具交錯持有，同時並進。值得注意的是，處暑出生的人，想要成功揚名立萬，除了不能心有邪念，還得稍微放膽去做，只要能夠稍微收起頑固的心，人際調和自然就圓潤豐美，成為別人的榜樣。

處暑養生守則

處暑節氣屬土，對應的身體部位在於脾臟，在中醫觀點裡，脾主運化，可以說是身體活絡與運作的基礎。在飲食上，處暑時節可挑選食用黃色蔬菜與食材以養護脾胃；在身體保健上，可以充分利用慢跑游泳等運動，這些運動不但可以強化脾臟的運作，也能夠將夏末秋初此季節之交藏匿在體內濕氣，導引、釋出體外，脾不濕自然不會生發濕疹、香港腳、富貴手、癬疾等惱人的皮膚問題。處暑養生之道，莫過於此。

處暑開運建議

西方有助事業與婚姻；西北方可以開啟健康之門；東北方財運亨通，能增進累積；西南方主朋友同事之間的協調力量。利用淺紫和玫瑰紅可以強化整體運勢，搭配卡其色可以增加專業感和信賴度；酒紅色加上黃色除了可提升個人自信，並能避免財富流失。

白露

國曆九月七日或八日

秋風起
白露凝
芋頭香

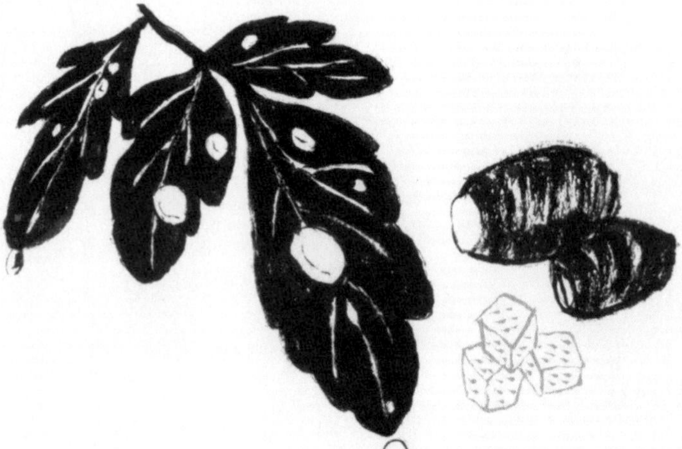

氣象曆

迎接秋天第一道鋒面，陰氣漸重、露凝而白。

白露意指進入此節氣後，夜晚氣溫下降、日夜溫差大，逐漸可以於清晨見到樹葉上的露水或露珠。隨著都市化越來越明顯之後，這樣的現象在台灣也是越來越少見了，大概在山區或開發較少的平地還有機會見到。

何以在這段時間能看見露水呢？主要是進入九月上旬之後，東北季風逐漸增強，北方蒙古附近冷空氣在蓄積達一定程度之後便往南方傳送，不過此時的冷空氣還不夠強，因此雖然溫度會略微下降，但還不明顯，這種情形很容易在郊區植物多，較潮溼地方清晨看見露水。

除了東北風略微增強之外，通常進入秋季的第一道鋒面也會在白露時期報到，最大的轉變就是降雨地區的分佈從中南部逐漸轉回北部、東北部和東部，尤其以東部雨量增加的幅度最大。因為東北季風的延伸高度大約只有自地面往天上算起的二到三公里，對迎風面的北部、東北部和東部自會容易形成降雨，然而卻過不了台灣三千公尺以上的山脈，因此處於背風側的中南部雨量便開始減少，進入少雨期。

逐漸增強的東北季風也造就了台灣幾個地方的特殊天氣，像是新竹的風、宜蘭和基隆的雨、澎湖的大風和恆春的落山風，不過這樣的現象在白露只是個開始，冬天達巔峰，春天才逐漸緩和，進入夏季後結束。之所以會有這樣的特徵，除了東北季風之外，也和地理位置和地形有關係，像新竹由東南向西北分佈開口的沖積平原，及其剛好位在海峽較狹窄的地方，類似風管效應，使得東北季風吹到新竹都會明顯增強，也因此讓新竹得了個風城的封號，米粉和貢丸也是在這樣的氣候環境之下變成特色名產。澎湖則因無較高地形，無法阻擋東北季風，因此每到冬天風都特別強盛，可說是全台灣風速最強的地方。

白露的三個候分別是「鴻雁來」、「玄鳥歸」和「群鳥養羞」，意指進入白露後，雁鳥自北方飛到南方來度過漫漫的冬季，燕子則飛回北方。為了有足夠能量過冬，鳥群們也都開始屯積食物。古人藉著白露三候的景象來判斷季節是否開始在轉換，現在要這樣判斷恐怕不太容易，倒是可以在這個時節欣賞珍禽候鳥。

進入白露之後，東北季風開始增強，除了早晚溫度略微下降、開始有點涼意之外，北部和東部下雨的頻率也會慢慢升高，而且天氣變動度也比較大，得多留意每天的天氣預報，早晚適時添加衣物，出門也要多注意是不是該隨身帶把傘了。

白露生活小叮嚀

1 早晚逐漸有涼意，注意添加衣物。

2 北部和東部開始進入多雨季，天氣變化大，多關心天氣、攜帶雨具。

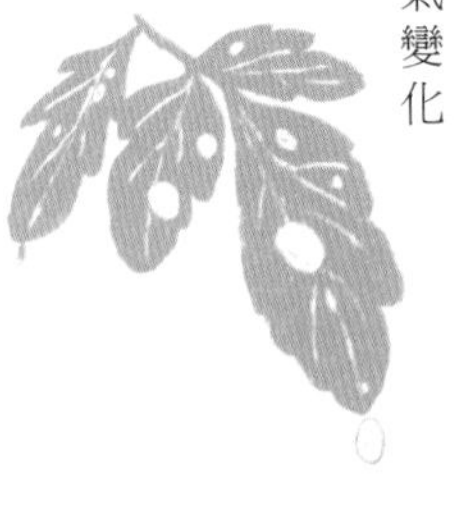

白露氣象資訊

北部

溫度 25—32°c
降雨機率 42%
累積雨量 190mm

中部

溫度 25—32°c
降雨機率 26%
累積雨量 92mm

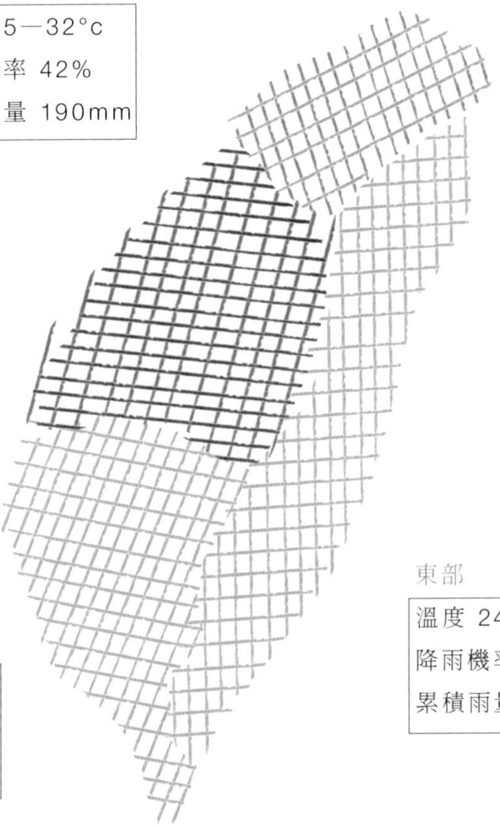

東部

溫度 24—31°c
降雨機率 44%
累積雨量 165mm

南部

溫度 26—32°c
降雨機率 35%
累積雨量 128mm

食材曆 芋頭

秋風起，芋頭香。農諺說「八月芋」，農曆八月中秋之後，驚蟄、春分種植的芋頭，此時綠色芋葉已肥碩，藏在地下的芋頭也甦醒熟透了。

芋頭的礦物質非常豐富，除了纖維含量高，促進胃腸蠕動，鉀的成分能降血壓，鈣則能強化骨骼與牙齒，維持體內酸鹼平衡。

營養豐富的芋頭，就跟地瓜一樣，是台灣最庶民的食物。清代不少來台的文人，看到原住民種的芋頭比內地大又肥，都寫下對芋頭的讚賞。芋頭也逐漸成為漢人主食，同治年間舉人楊浚就描寫：「側聞途民鼓腹歌，萬家都飽芋田飯。」

芋頭在台灣也是餽贈結緣的禮物。清代漢人男女在七夕時有互贈加糖煮熟的黃豆、龍眼與芋頭的習俗，迎娶時，女方會用香蕉、鳳梨、芋頭、柑橘送給男方。

台灣芋頭以檳榔芋為主，因為芋頭具有紫紅色的紋路，很像檳榔果實剖開後的花紋，就被稱為檳榔芋。台灣各地都有產芋頭，其中大甲跟甲仙並稱芋頭重鎮，大甲芋頭種在平地的水田，稱為水芋，體型較大較長，甲仙則長在山坡地

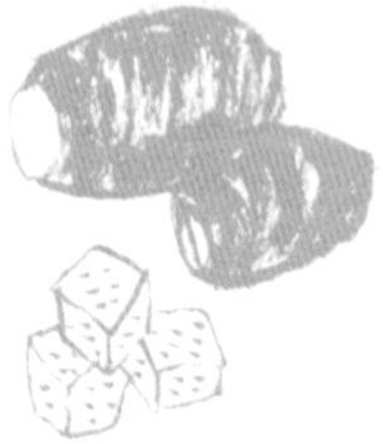

上的旱田，稱為旱芋，身材較圓。

俗稱小金門的烈嶼出產的香芋，以及金山的跳石芋，更為夢幻稀有。烈嶼是紅黏土，芋頭長得特別粗大，口感鬆軟，入口即化。在海邊梯田生長的跳石芋，由於大屯山爆發的灰燼堆成的土壤具有黏性，地底也有酸性硫磺鹽泉，讓土地具有高鹽分，加上鹹鹹的海風吹拂，孕育跳石芋的纖維細嫩，又鬆又香又甜。

白露節氣食物

龍眼、桂圓、溫米酒

俗諺說「白露補露」，白露節氣逐漸秋涼，特別注重養生，白露通常要吃當令的新鮮龍眼，或是具有養生效果的桂圓（龍眼乾），中國傳統習俗在白露節釀酒，喝溫熱微甜的米酒，也有養生效果。

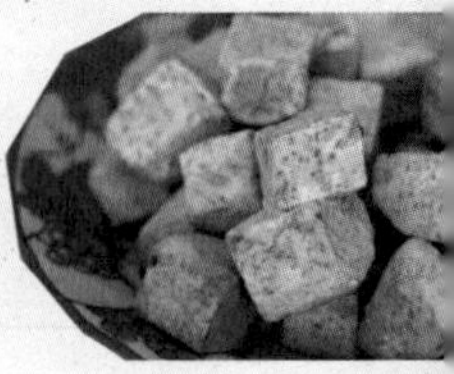

白露食材表

芋頭	新北市金山，苗栗公館，台中大甲，高雄甲仙，金門烈嶼，宜蘭五結
芒果（凱特）	台南玉井、楠西、南化，高雄六龜
番荔枝	台南歸仁，台東太麻里、東河、卑南、台東市
土托鰆	澎湖北方海域
白腹鰆	鹿港
虱目魚	雲林、嘉義、台南

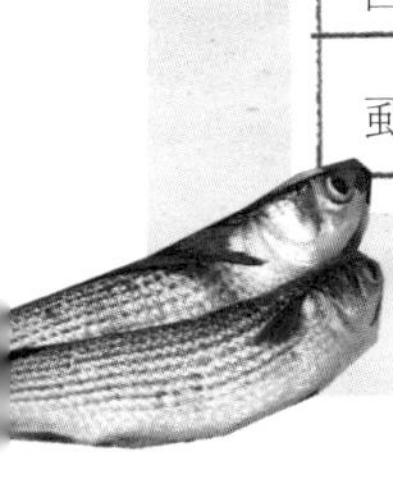

中秋節宜蘭賽鞦韆

中秋節通常落在白露、秋分的節氣，相傳中秋節是土地公得道升天的日子，俗諺說「八月十五盪中秋」，具有百年歷史的宜蘭蘇澳賽鞦韆，不僅是幫土地公祝賀，慶五穀豐收，也是鄉民團聚熱鬧的日子。

每年中秋夜，在蘇澳的土地公廟前，會舉行盪鞦韆踢鈴鐺比賽，高達二十一公尺的鞦韆架是用六根巨大杉木搭成，以藤條綁穩，鞦韆索是二根長約十八公尺的竹竿，鞦韆架前有一根掛上銅鈴的細長竹竿，誰盪得越高、用單腳踢得鈴響最多，就是贏家，真是一個考驗體力、技巧與勇氣的和平民俗活動。

另外宜蘭礁溪也有百年歷史的中秋節賽鞦韆，這是在祭祀關帝君的協天廟前舉辦的鄉民活動，舉辦賽鞦韆之前，為求虔誠慎重，要去礁溪五峰旗山上採集藤條與竹竿，鞦韆架的兩根長七公尺、直徑三十公分的大杉木，重達百斤，也有六十多年的歷史，光是搭建綁紮好鞦韆架，就要耗費三天。

賽鞦韆的習俗，在中國有長遠的歷史。盪鞦韆原本是春秋時代北方少數民族山戎的習俗，有體育與軍事偵查的目的，後來齊桓公征服山戎時帶回這個習俗，唐代之後，賽鞦韆成為農曆三月暮春時分的寒食節活動，藉由盪鞦韆來慶祝脫離北方的寒冷天，迎接春天的輕靈。

在台灣，盪鞦韆原本就是原住民的重要慶典活動，像布農族是在小米收成之後的盪鞦韆，祈求盪得越高，小米長得越高，也能鍛鍊成勇敢的人。早年平埔族春秋兩季都有賽鞦韆，逐漸融入漢人社會後，也讓賽鞦韆成為歲時民俗活動。

中秋夜，乘著晚風賽鞦韆，銅鈴聲越響亮，歡呼聲越高亢，真的是月圓人團圓。

白露旅遊同場加映

1 南方澳漁港：來蘇澳不能錯過南方澳漁港，位在蘇澳北方、日治時期建立的南方澳漁港，位居黑潮與親潮交會處，具有豐富的漁獲，容納了上千艘漁船，是台灣三大重要漁港之一。這裡的漁船都是半夜出海，中午回港，可以趁鮮採買，或到鄰近餐廳吃當令海鮮，甚至圍觀或參與用獨特語調的拍賣漁獲，也是有趣體驗。

2 南方澳鐵工廠文物館：這是南方澳漁港現存最老的漁船維修廠，也轉型成文史紀念館，呈現南方澳豐富的漁港歷史文化。一樓展示機械工具母機，二樓展覽老照片，三樓是地方藝文展覽室，四樓則為觀景台，可以一覽無遺南方澳的全貌。

3 白米木屐村：白米社區曾是東部重要的木屐產地，沒落之後，社區重新將木屐產業發展成觀光業，木屐文化館可以參觀不同木屐樣式、DIY體驗與了解木屐製作過程，也有不同樂趣。

養生運勢曆

虛心學習，溝通歧見；
飲食少辛增酸。

䷋ 天地否

䷝ 離為火

䷶ 雷火豐

當太陽走到黃經一六五度，節氣便進入了鴻雁來、玄鳥歸的白露階段。當節氣進入白露時，氣溫明顯涼快許多，由於陽光偏斜，事物在陽光下的顏色對比也沒有夏季那麼明顯而強烈。人們在白露時可以明確地感覺到陽氣漸收、陰氣漸長這樣的大自然變化。白露正值九月，田疇中二次耕種的水稻有些已經進入了抽穗階段，海水的溫度也降低了不少。白露時台灣東部六十石山的金針花開滿山，桂花也散出了香氣，處處美人花開，有些台灣欒樹也要開花。大地在西風的吹拂下，不久之後就要變色。

從卦象來看，白露隸屬於天地人各司其位——天在天上、地在地面、人居人位——互不交流的季節。若進一步從漢代易學家孟喜流傳下來的卦氣學說，考察白露所屬的卦象，將會發現白露屬於離卦上九，也就是象徵雷電交作聲勢壯大的豐卦。

白露出生的人，往往多少帶著「風箏有風海豚有海」的自我中心本位主義，一種近乎理所當然的固執。從善的一面來看，白露出生的人可以說是意志相當堅定。在財運上，白露之人只要曉得變通即能生財，在感情上比較容易遇到阻礙，相對上需要多溝通化解彼此的歧見、更瞭解對方心裡在想什麼。值得注意的是，白露出生的人，想要在事業、財運與愛情上有所斬獲，要以正確、開放的態度來面對外來的經驗，面對不解的難題，與其閉門造車，不如啟齒向他人求教，才有機會打開成功之門。

白露養生守則

在身體保健上，白露所對應的是主掌消化的胃、主掌呼吸的肺以及主掌思維的頭部。入秋之後，夏季的濕熱暑氣漸漸消散，取而代之的是乾燥的秋風，夏季暑熱與苦夏等症狀造成的身體損耗，需要在秋季補回來，因此「少辛增酸」是入秋時最合宜的飲食守則。現代人雖然多為外食，倘若可行，建議起床的早餐，佐以一杯溫熱的豆漿潤燥清肺，餐桌也可以以白蘿蔔、紅蘿蔔、冬瓜等交替熬湯，可以清解晝熱夜冷滯留在體內的暑氣。在生活作息上，秋季宜早睡早起，在沐浴與梳洗時，20度左右的水溫的水最為適宜，一方面有助於抵抗外邪，在沐浴後，頭腦也能保持一片清明。

白露開運建議

西南方不但可以提升家庭內部和諧的氣氛，也有助於人際關係的活絡；西方能夠為健康加分；西北方能調和婚姻關係；東北方有助於公司內部的個人職務升遷以及學校課業的進步，有意財源廣進者，此方亦能疏通財路。

紅色可以改善整體運勢，強化個人能量。桃紅色可以活絡和樂融融的人氣，紅色加上象牙白可以強化感情，紫紅色可以讓口袋更多進帳。

秋分

國曆九月廿三日或廿四日

好柚應中秋
風箏滿天吼

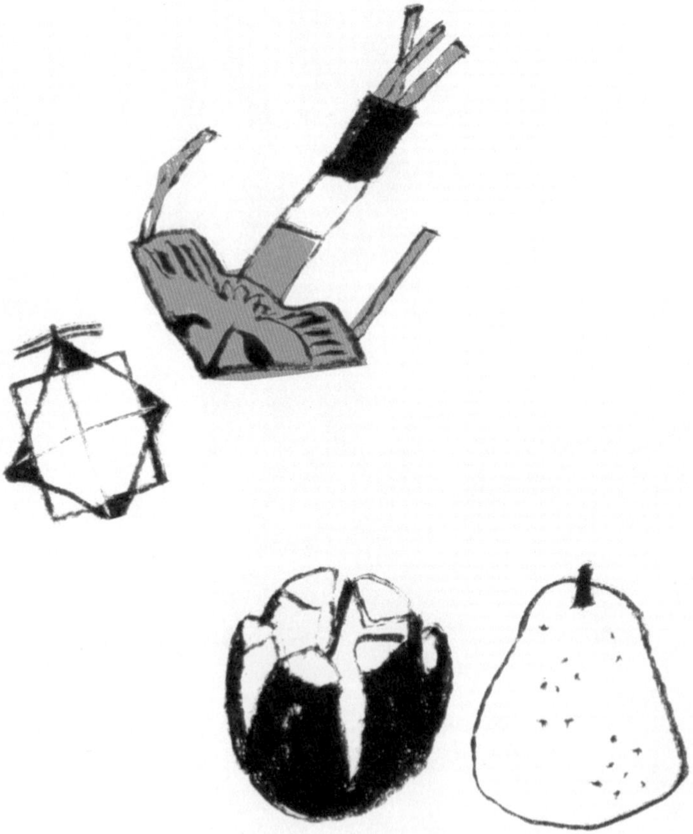

氣象曆

秋意漸濃，日夜等長。

秋分和春分是古人最早確立的節氣，亦皆為陽光直射赤道的時候，這天日夜等長，過了這天開始夜長日短。進入秋分後也漸漸可以感覺到秋天的氣息，早晚逐漸有涼意，中午不再那麼炎熱，葉子也逐漸泛黃。

秋分從每年的九月廿三或廿四日開始到十月的七或八日結束，大約在中秋節前後。和白露一樣，期間來自北方西伯利亞和蒙古冷高氣壓還在發展當中，並逐漸伴隨東北季風的鋒面形成，不過此時的鋒面和春天的鋒面比較起來較不強烈，雨量也通常不太多。

和夏天中南部雨多、北東部相對較少的情況相比，秋分的降雨也逐漸隨著北方高壓的增強及西南季風的減弱，而轉型為相反情況，中南部降雨機率紛紛都下降到三〇%以下，平均十五天中，下雨的天數不到三天，北部和東部則仍然有一半的天數有雨。不過雨勢雖然不似夏天午後的滂沱大雨，時間卻會拉得比較長。

秋分的溫度則是比較舒適，除了中南部之外，北部和東部的中午的平均高溫都紛紛降到30度以下，不過仍處於季節變換時期的秋分，溫度仍然很不穩定，端視影響的天氣系統而定，鋒面南下時會有涼意，但太平洋高壓籠罩時，仍然有機會出現炎熱的秋老虎。

因為不穩定，溫度起伏大，秋分也是容易令人著涼的節氣。日本人也以秋分來當成秋天的開始，日語有句俗諺「男人的心，如同秋天的夜晚，一夜七變」，和台灣俗諺「春天後母心」類似，都是形容天氣變化陰晴不定。此時出門類似春天，早晚出門可得開始準備薄外套了，平常也要多關心天氣預報。

雖然秋天好似帶點憂愁，天氣也不甚穩定，然而台灣在秋分到小雪節氣之前的天氣可以說是一年裡頭最舒適的時候，和春天一樣，氣溫不太冷也不太熱，但又不似春天般多雨，很適合從事戶外活動，唯一要注意的就是颱風了。

古人將秋分分為三候，分別為「雷始收聲」、「蟄蟲壞戶」和「水始涸」，意指進入秋分之後，便少再打雷了，小蟲也紛紛躲入穴中，用細土填滿洞口，以擋寒氣，天氣則逐漸變得少雨。

由於東北季風較乾燥，因此中國大陸進入秋分、季風盛行之後，雨水也變得較少，不過當東北季風經過暖濕的海面來到台灣時，常帶著潮濕空氣，而使得迎風面的北部和東北部仍有下不停的綿綿細雨，所以在秋分到次年梅雨季來之前的乾季，台灣常缺水的地區反而是距離中原地區較遠的中南部。

秋分生活小叮嚀

1 白天溫度仍高，早晚天氣涼，記得多添加衣物。

2 季節轉換時期天氣變化大，多關心天氣資訊。

3 仍有機會出現高溫秋老虎，須嚴防中暑。

秋分氣象資訊

北部

溫度 24—30°c
降雨機率 43%
累積雨量 123mm

中部

溫度 24—32°c
降雨機率 15%
累積雨量 48mm

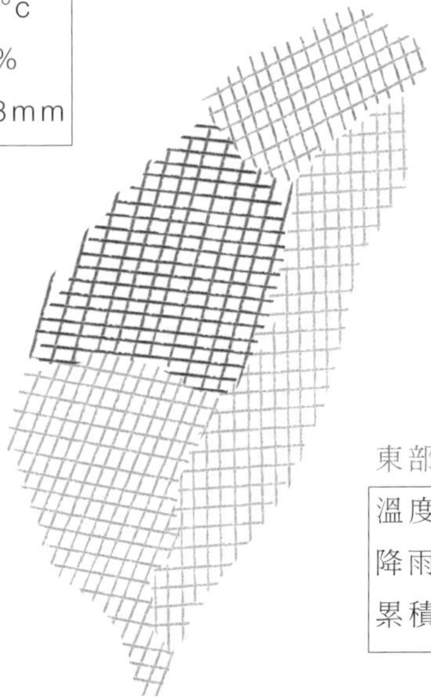

南部

溫度 26—31°c
降雨機率 22%
累積雨量 58mm

東部

溫度 24—30°c
降雨機率 47%
累積雨量 213mm

食材曆

柚子

俗諺說「白露柚」，白露之後、中秋時分上市的柚子，清香甘爽的口感最符合秋天的氣息，也能化解月餅的膩氣。柚子富含維生素C、膳食纖維，能降膽固醇、促進腸胃蠕動，加上柚與「佑」同音，有吉祥喜氣的象徵，讓文旦成為中秋最佳禮物。

台灣的柚子以文旦為主，還有白柚、紅柚，最出名的是麻豆文旦，麻豆文旦特色呈現圓錐狀，側看呈現正三角形，表皮光滑、小巧可愛，果肉纖細、汁多甘甜。而且文旦裡外都是寶，外皮還是中藥藥材，能止咳化痰，切絲煮水能幫助消化、預防感冒，小孩子剝完柚子，戴著柚帽吃柚子，別有風味。

饕客都知道要吃老欉孕育的文旦，樹齡越老，果實越小、皮越薄，甜度越高越有口感。文旦在台灣歷史已有三百多年，康熙年間從福建漳州引入，一開始種植在台南安定，後來分株到台南麻豆，反而大放異彩。以前麻豆是台江內海的港口，土壤保有鹽分與礦物質，加上日照充足，讓麻豆文旦擁有獨特風味。

光緒年間的福建巡撫王凱泰，就讚嘆：「競傳麻豆勝平和，秋日園林柚子

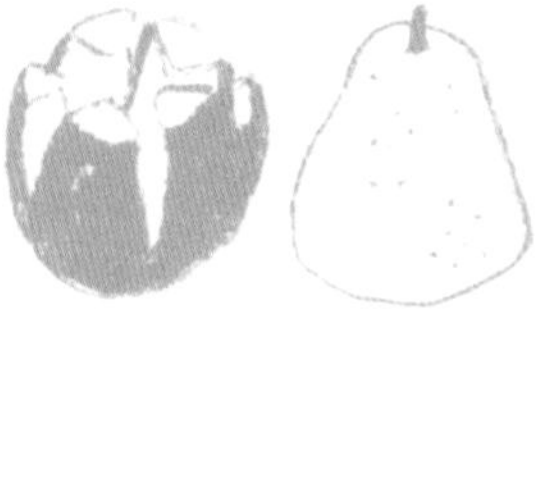

多。」他認為麻豆產的柚子，更勝內地的平和柚子。日治時期，種植麻豆文旦最有名的郭家果園，獲選為御用文旦，還被官方列為保護區，連園主也不能任意採果。

現在國寶級的郭家麻豆文旦果園，已是台南重要古蹟，而郭家果園老欉培育的文旦，依然甘甜飄香，許多客人都是從小吃到大，有歲月風華的老樹，結的果實才有成熟韻味。

秋分節氣食物

月餅、米粉芋

農曆八月十五中秋節，通常落在白露、秋分的節氣，這天會用月餅來祭拜土地公、祖先與月娘，還會用當令芋頭熬煮的米粉芋（芋頭米粉湯）來祭祀，俗諺說：「吃米粉芋，給子孫有頭路」，祈求祖先保佑子孫有好工作。

秋分食材表

金針	台東太麻里，花蓮玉里、富里
山藥	南投名間、埔里，嘉義中埔，屏東恆春，花蓮壽豐
文旦	台南麻豆，花蓮瑞穗、玉里、壽豐，宜蘭冬山，新北市八里
檸檬	屏東九如、里港、高樹
小管與赤鯮	東北角
胡麻（芝麻）	台南西港、將軍、安定、七股、善化

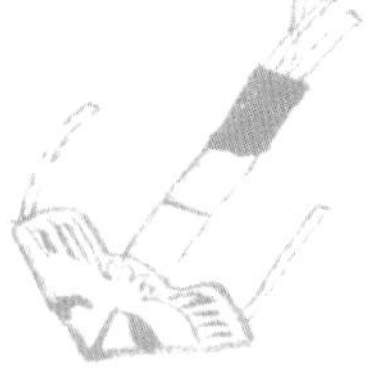

旅遊文化曆

石門風箏節

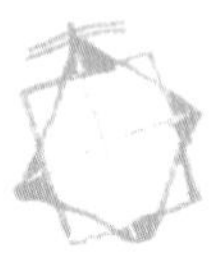

秋分後，東北季風威力逐漸增強，位在台灣最北端的鄉鎮、以海蝕洞聞名的石門，正是迎接秋風的大門。俗諺說：「九月九風箏滿天哮」，石門沿海沙灘廣闊，風力強大，早年石門人在這個時節都有放風箏的活動。

台灣在九九重陽節這個月份，受到東北季風影響，自古就有放風箏的習俗，跟中國內地傳統在清明節放風箏的時節不同，清代嘉慶年間彰化知縣吳性誠寫一首〈放紙鳶〉，呈現這個節氣差異：「迴首江鄉記昔年，春風一線引飛鳶；乍看霽色三山地，卻放秋光九月天。幾處兒童喧海畔，滿空魚鳥透雲邊。」

美好的秋光九月天，讓石門的風雕琢天然地形，也讓舉辦十年的石門國際風箏節成為地方重要盛事，結合秋風、風箏工藝與節慶，吸引許多國際團隊前來比賽，秋分在國境之北放風箏，藍天白雲，心靈也自由高飛。

石門在地人透過精湛的工藝，結合流體力學與幾何學，製作不少美麗又能展現高飛特技的花式風箏，也在石門中小學推廣風箏製作，人人做風爭、人人放風箏，將秋風化為生活樂趣。

余光中形容放風箏的人像詩人：「你將風箏，喔不，自己的靈魂放上去。一瞬間，分不清是風雲攫去了你的心，還是你擄獲了長長的風雲，而風雲固仍在天上，你仍然立在地上。」

秋分石門，乘著秋風，當個放縱靈魂的詩人。

秋分旅遊同場加映

1富基漁港：秋天花蟹正肥美，正適合去以捕蟹聞名的石門富基漁港吃肥蟹，這個小漁村規模不大，卻是重要的漁獲集散地，可以採買海鮮請商家代為烹調料理。

2石門肉粽：在石門十八王公廟前擺攤的劉家肉粽，是石門的美食代表，現在改在石門市區中央路開店，門庭若市，端午節前夕排隊人潮甚至長達三百公尺，因為料多實在，像蛋黃肉粽放了蛋黃、栗子、豬肉、香菇、花生、蘿蔔乾，還有油蔥酥提味，一顆十元的小肉粽只放蘿蔔乾與豬肉，但糯米炒得很扎實入味，便宜實惠。

3風箏公園：位在台灣島最北端富貴角東南方的老梅村風箏公園，是國際風箏節的場地，不僅有美麗沙灘，也有獨特的石槽海岸地形，這是被海浪侵蝕的溝槽，滋生綠色海藻後，形成令人獨特的「綠石槽」景觀。

養生運勢曆

下定決心才有方向；避免辛辣以顧肝。

在節氣上，秋分所代表的意義在於秋天過了一半，當節氣進入秋分時，晝夜長短均分。雖然白天仍然感到炎熱，然則午後接近黃昏的時刻，就能發現暑氣並未像先前那麼的盛氣凌人，日夜溫差相對變大，清晨或入夜有時可以發現有人已經披上一件薄外套。

「草木無情，有時凋零」，歐陽修曾以〈秋聲賦〉一文描述秋氣對大地萬物與人類精神的影響，令人印象深刻。出生於秋分的人，生性浪漫易感，精神容易動搖。秋分天地不交，萬物各在其位，在十二消息卦中是代表天的乾卦和代表地的坤卦，同時也是代表馬的乾卦，和代表牛的坤卦——風馬牛不相及的組合。若進一步從漢代易學家孟喜流傳下來的卦氣學說，考察秋分的卦象，將會發現秋分屬於兌卦初九，即鴉啼枯木的困卦。

秋分之人孤單時容易陷入思考的死胡同和自己設下的困局，在工作上建議朝和人群互動相關的職業發展，如此一來可以找到志同道合之人，讓自己樂觀快樂不少；財運上則建議能夠多諮詢專家與朋友的意見，避免自己漫無目的的投資，既消耗精神也損耗金錢。值得注意的是，秋分出生的人，在事業、財運與愛情上如果想要有所斬獲，「決心」是成功與否的關鍵，下定了決心才能夠確定自己的方向，確定了方向才能夠有相對的作

天地否

兌為澤

澤水困

為，確定的作為才不致使自己的行為淪為沒有結果的空想與空談。

秋分養生守則

秋季屬金，屬收，屬西方，貴在養肺。此時天高氣爽，建議在睡眠時可以頭朝西方，每日早睡早起以順應秋氣；此外，由於秋天介乎夏冬兩個溫度極端的季節之間，體質及健康狀況良好者，可以藉此節氣實行「秋凍」，也就是在天氣已有涼意時，刻意不馬上穿上長袖衣服或外套，而是繼續穿著夏季短袖衣衫，用身體感受秋涼，讓自己漸漸適應即將來臨的冬天，如此即能增強對環境的抵抗力與適應力。一般而言，秋日肺氣最盛，建議儘量少用辛辣（蔥、薑、蒜、韭菜和辣椒等），此舉可避免損及肝臟的正常運作。秋分後天氣若依然濕熱交替，飲食上可偶爾選擇粥品，溫暖脾胃。此外，多喝水可以降秋燥。

秋分開運建議

西南方對於增進家庭和諧度有所幫助，也有益於人際關係的升溫；西方對於健康有調和的功能；西北方能協調或平衡婚姻關係上的互動；東北方有助於公司職務調動和升遷以及學校課業的有條不紊，希望加強進財的力量，此方位亦可創造機會。紅色可以改善整體運勢，強化個人能量，做事充滿電力。桃紅色可以活絡人氣，紅色與白色系的組合可以累積愛情的能量，紫紅色配上藍紫或是黃色系列有助口袋更多進帳。

寒露

國曆十月八日或九日

刈稻仔飯滋味鮮甜
泰山獅王舞舞生風

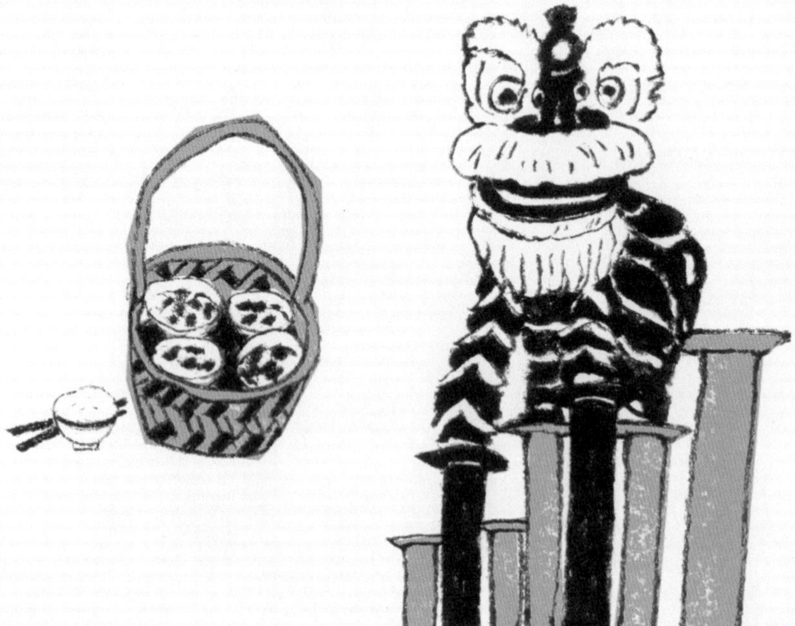

氣象曆

露水先白而後寒。白露只是涼，寒露則逐漸進入深秋，開始有點冷的感覺了。

隨著太陽直射角再往南移，中國北方蓄積了更多冷空氣，往南已可以擴散到中國華南一帶，因此當地有句話說：「寒露過三朝，過水要尋橋」。意為到寒露時，於田間工作的農夫們若再光著腳ㄚ子農耕或涉水可是會凍著的，可見寒露真的是冷了。

這時期溫度比秋分更降了一些，東北季風南下的頻率變高，也更涼了，尤其在東北季風迎風面的北部和東部，低溫平均下降到只有22度，溫度逐日起伏仍然很大，端看北方冷空氣影響頻率。

由於北部和東部的日照時數變少，平均每天只有四小時見得到陽光，鋒面來時則常一整天陰霾無日，因此中午也越來越不那麼炙熱，高溫平均降到28度。

中南部則比較不受東北季風影響，在中央山脈阻隔下，中南部彷彿還停留在夏季，中午仍有高達30度以上的炎熱高溫。不過由於天氣變得比較清朗，夜晚輻射冷卻效應影響，中部清晨低溫平均下降到只有23度，比北、東兩地來得更低。

隨著冬季型氣候愈趨分明，北方高壓增強、南方水氣銳減，處於季風交界處的台灣也開始顯示出明顯的北東、中南差異。北部和東部的降雨機率仍有四四%到四八%，表示還有將近一半的天數會下雨，中南部則紛紛下降到只有九%和十六%，而且平均每月降雨量分別只有六和二十九毫米，是一年當中雨水較少期，顯見已經明顯進入乾季了，得開始節約用水。

每年幾乎從秋分起雨量便開始減少，到寒露則幾乎到達谷底，一直要到次年梅雨季水庫才有吃飽的機會，因此這段時間往往也是水利單位最頭痛的時候。萬一不幸隔年剛好是乾梅（少雨的梅雨季），可能就會開始有一連串的限水措施了。

此時期的東北季風則常為桃園、新竹、苗栗及澎湖等地帶來劇烈的強風，這樣的記載最早出現在《台灣府志》中，謂：「九月則北風初烈，或至連月，俗稱為九降風。」此處的九月為農曆，適逢國曆十月寒露時期。

這樣的氣候特徵則苦了需要搭船往返台灣和外島的軍人們和當地居民，因為強風常一吹就是好幾天，往往得在碼頭守候等待起航，在海上船身也容易劇烈搖晃，真是折騰人。

寒露生活小叮嚀

1 北部和東北部開始轉涼，可著手準備秋裝。

2 東北季風增強，從事海上活動得多注意安全。

寒露氣象資訊

北部

溫度 23—28°c
降雨機率 44%
累積雨量 81mm

中部

溫度 23—30°c
降雨機率 9%
累積雨量 6mm

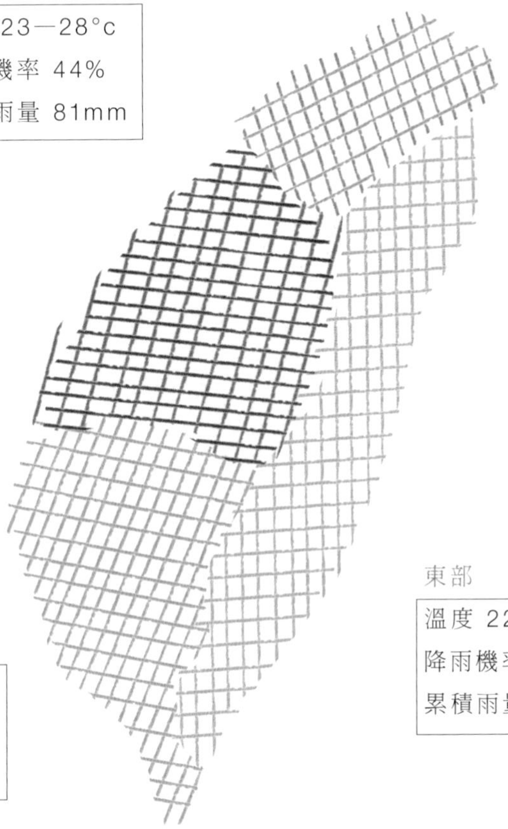

東部

溫度 22—28°c
降雨機率 48%
累積雨量 206mm

南部

溫度 25—30°c
降雨機率 16%
累積雨量 29mm

食材曆

高麗菜

甘藍俗稱高麗菜，是台灣最平民可親的家常蔬菜，從水餃、火鍋、餐廳到家裡的餐桌，處處可見。

秋冬當令的高麗菜，名稱既異國又美麗，甘藍品種有個優雅名字——初秋，初秋栽種，深秋盛產，但高麗菜不是韓國來的，據說是日治時期，日本人認為甘藍營養價值高、有元氣，引進台灣推廣，找來人高馬大的韓國（高麗）人來宣傳，展現吃甘藍的效果。也有一說是日本人宣傳常吃甘藍會有高麗蔘的食效，從此甘藍變成了高麗菜。

高麗菜最棒的滋味是跟米飯相融的口感，一般蔬菜經過蒸、炒之後易軟爛，高麗菜卻能維持清脆，可以將它和米燜煮成一鍋簡單營養的高麗菜飯，高麗菜又脆又軟又透，或是先將高麗菜拌炒後，再與生米一起燜煮，脆甜交融，都是很懷念的古早味。

如果料理層次更豐富細緻些，就是農家的「刈稻仔飯」，大灶裡將蝦米、豬油渣、油蔥酥、香菇、紅羅蔔、高麗菜與生米燜燒而成，再配又肥又嫩的爌肉，滋味美極了。

或者，將生產過剩的高麗菜加鹽醃存、曝曬後，變成台灣特有的高麗菜乾，

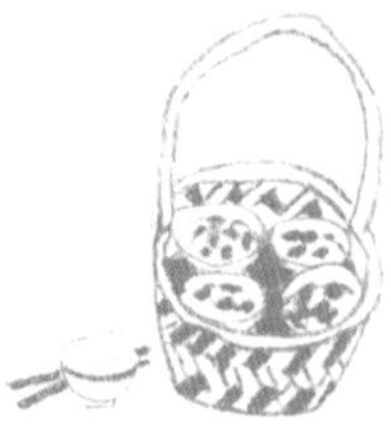

或清炒，或與鮮魚一起清蒸，或是用高麗菜乾炒豬肉片，都是動人的元氣美味。

寒露節氣食物

芝麻、重陽糕

寒露之後天氣由涼轉冷，民間有「寒露吃芝麻」的習俗，認為吃芝麻能防燥潤肺，中國傳統會吃芝麻燒餅、綠豆芝麻糕。九月初九重陽節也經常落在寒露，台灣重陽節客家人的飲食習俗會吃重陽糕，俗稱九層糕，這是用在來米與糖製成、棕白兩色相間、層層相疊的糕點，口感軟嫩，象徵步步高升與長命百歲。

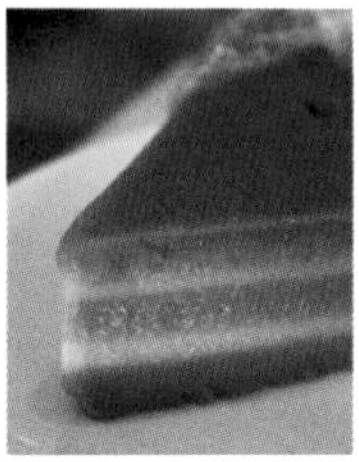

寒露食材表

甘藍（初秋）	彰化溪湖、竹塘、大城，雲林水林、元長、四湖、崙背，嘉義鹿草、義竹、六腳
結球白菜	彰化埔心、溪湖、埔鹽，雲林西螺、二崙，嘉義六腳、新港
番石榴	彰化社頭、溪州，台南楠西、玉井，高雄阿蓮、燕巢、大社
白腹鰆	淡水、彰化、雲林與澎湖外海

旅遊文化曆

泰山獅王節

每年農曆九月十八日，新北市泰山區有個最盛大的宗教慶典活動「顯應聖誕大典」，俗稱泰山大拜拜，在福建永春、安溪祭祀顯應祖師的廟宇為泰山巖，先民從福建移民到現在的泰山，也主祀顯應祖師，創建頂泰山巖、下泰山巖，泰山地名也因此而來。

泰山在地商家望族都會在顯應祖師聖誕這天推出慶祝活動，參與顯應祖師繞境的醒獅團的舞獅，即是泰山最知名的民俗藝陣，傳統的舞獅文化也讓泰山匯聚不少製造獅頭的老師傅。經過當地社區推動，在二〇〇七年開始舉辦「泰山獅王節」慶典，以獅會友，聚集全國各地舞獅好手，近年來也拓展成國際獅王比賽，將早年台灣移民社會以練獅陣方式學習武術、保衛鄉里，偏重武術體能的表演，轉變為藝術表演。

參加泰山獅王節慶典或顯應聖誕大典，都能來泰山一遊。位在林口台地的三級古蹟、二百五十多年歷史的頂泰山巖，是泰山最古老的廟宇，現在廟內結構跟雕工是一九三二年後工藝大師陳應彬與弟子黃龜理的作品，也是藝術殿堂。

透過登山步道來觀賞頂泰山巖，還能遠眺整個大台北地區，熱鬧、虔誠之外，也有沉靜之心。

寒露旅遊同場加映

1明志書院：這是北台首學，一七六三年、清朝乾隆年間由儒生胡焯猷捐屋興建學校，取名「明志」，因為讀書人志在聖賢，為學先表「明」心「志」。道光年間年久失修而傾倒，但仍維持春、秋兩季祭祀大儒朱熹的習俗，日治時期重建之後，每年農曆九月十五日的朱子誕辰舉行祭祀儀式。

明志書院左前方，有座名為「敬文亭」的惜字亭，這是一種提醒學子需珍惜知識的焚紙爐，字紙不能當垃圾胡亂丟棄，全台現存的惜字亭大約只有二十座，是珍貴的文化資產。

2娃娃產業文化館：泰山是芭比娃娃的故鄉，過去加工出口的年代，製造芭比娃娃的美國瑪泰爾公司在泰山設廠，生產大量的芭比娃娃，也帶動泰山的繁榮。現在芭比娃娃成為泰山的觀光資產，成立娃娃產業文化館，展示當年的生產歷史跟產業變遷、各種造型的芭比娃娃，甚至還有志工為芭比娃娃設計各種造型與服飾，例如穿著原住民服飾的芭比娃娃，非常有趣。

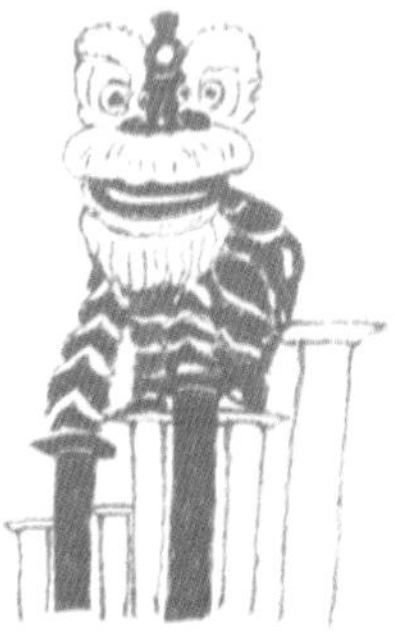

養生運勢曆

關注別人優點，建立自信心；
秋高氣爽登山放風宜外遊。

䷓ 風地觀

䷹ 兌為澤

䷐ 澤雷隨

台語俗諺云：「九月風吹滿天飛」。中秋過後，太陽從黃經一八〇度逐漸挪移到一九五度的寒露時節，此時白晝與黑夜之間從一比一的關係，往晝短夜長的秋冬表現傾斜，人們已可明確感覺大地陰氣漸盛，尤其會覺得天黑得特別快，整天都有涼風吹送，黃昏過後相當涼爽，日夜溫差也明顯加劇，南風逐漸西南轉向，第二期的稻穀即將收穫，代表性植物菊花綻放出一抹抹清香。在農業時代的台灣，寒露時節到了深夜，寒氣會在樹葉上凝結成霜，山間的黃金楓等變葉木已感受到天氣的變化而開始枯黃變色，此為深秋的普遍表徵。

從十二消息卦的卦象上來看，寒露屬上巽下坤的風地觀卦，卦形即是大地之上有金風陣陣吹拂，此卦象同時也是代表母親與代表長女的組合。進一步從漢代易學家孟喜流傳下來的卦氣學說考察寒露的卦象，將會發現寒露屬於兌卦九二，亦即隨順和同的隨卦。

出生於精神容易受到自然牽引而感動的寒露的人，特別富有同情心，比較能夠同理與包容別人的舉措；學習與觀察是基本的態度，從事任何事情，出生寒露的人都會習慣把自己歸零，保留學習的彈性，因此不論在工作、情感或投資理財上，需要的是適當的信心和破釜沉舟的決定。公司內部升遷與人際關係得小心面對。值得注意的是，寒露之人在事業、感情、家庭、人際關係等方面想要有所斬獲，關鍵就在動機單純、緊跟形勢與注意優勢。不論在何處，只要從這三個原則中發展出一套實踐的方法，將會無往不利。

寒露養生守則

在保健養生上，寒露對應於胃、大腸與全身筋絡，秋天也是四季中最適合從事各種運動舒展與活絡全身筋絡的時節，不妨趁假日白天秋高氣爽登高爬山（如果住在公寓大樓不方便出門遠行，其實選擇走樓梯也會有同樣的功效），可以活絡血行、降低血糖，平日夜間則可走路於住家附近的小公園，既可以幫助消化，也可以促進身體的血液循環，減緩衰老跡象同時助眠。寒露飲食建議可取防止燥邪入侵的冰糖銀耳和杏仁茶。

寒露開運建議

西南方有利全家和樂；西方增益個人身體健康；西北方可強化婚姻與伴侶關係；南方保佑財運。

藍色系可以改善整體運勢。藍色搭配灰色或黑色可讓人際關係有意外進展；藍色配白色或黑色可以提升愛情運勢，給予愛情的能量。

霜降

國曆十月廿三或廿四日

九降風吹柿子紅
曠野嘶吼心歸寧

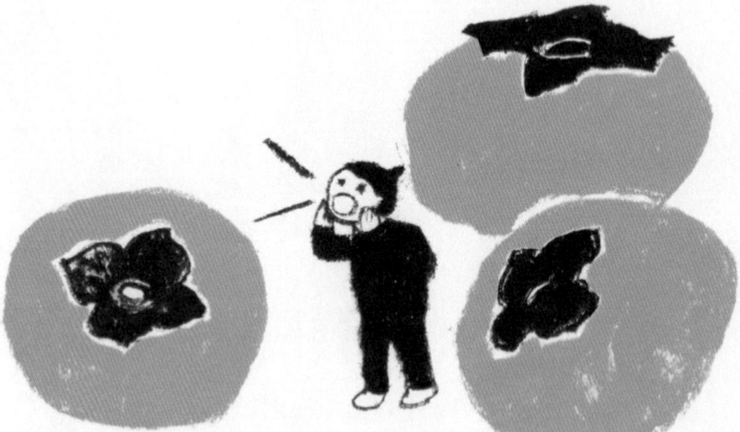

氣象曆

東北季風逐漸增強，北中南東天氣各具特色。

現代人對於「霜降」一詞，似乎較常在火鍋店內用到。其實霜降，指的是露水因天寒而結成霜，由於古人對大氣運動不甚了解，誤以為霜是從天而降，實際上成因和白露及寒露一樣，只是溫度更低而凝結成霜。

不過在中、高緯度如中國北方才有機會在這時期看到結霜，台灣除了高山地區之外，溫度很難降到攝氏零度以下，平地幾乎見不到，而實際上台灣最容易看到結霜的時間則是在每年的十二月到次年二月份的寒冬時期。

結霜的主因就是天氣變得更冷了。時序進入十月底之後，冷空氣和東北季風又更強，北部和東部白天高溫平均降到26、27度，清晨低溫則在21度左右徘徊。而東北季風也逐漸能影響到中部地區，除了風速略微增強中，夜晚的輻射冷卻加上冷空氣影響，清晨低溫平均降到只有21度，白天則仍有29度的高溫，日夜溫差達8度，而處於東北季風背側的南部則較不受影響，平均仍有23到29度，甚至有時突破到30度，彷彿還捉著夏天的尾巴。

因此此時南來北往多注意溫差，北、中、南、東都各有特色，尤其以西半部大致可以用苗栗的火炎山做為分界，以北的地區大致上已逐漸進入冬季氣候，以南則大多還有點夏季的味道。在秋季鋒面的影響之下，中部的降雨天數也稍微變多了，降雨機率略微提升到七％，但一旦下雨，就幾乎整天見不著陽光，下雨時間可達八小時以上。

台灣有句諺語說：「落霜有日照，烏寒死無藥」，意指如果霜降第一天是晴天的話，該年冬天將有特別多陰天，而且特別冷。不過事實上可能正好相反，如果是陰天或雨天的話，表示冷空氣和東北季風來得特別早，亦即該年北方天氣系統比較強，才比較容易出現又雨又冷的冬季。

另有句諺語說：「霜降風颱跑去藏」，意指到了霜降這個節氣，至次年的颱風季來臨之前便少有颱風，不過事實上一年到頭都有出現颱風的機會。在霜降這種深秋時期出現的颱風更要特別注意其與東北季風帶來的共伴效應，即颱風外圍環流帶來的暖濕空氣，與東北季風帶來的冷空氣，在宜蘭或花蓮北部等地造成合流或發展劇烈對流，進而帶來明顯降雨，甚至成災的現象。

例如二〇一〇年十月廿一日到廿三日期間引發宜蘭劇烈降雨並造成遊覽車翻覆事件的梅姬颱風，一個小時的雨量達一八二毫米，打破蘇澳氣象站的時雨量紀錄，而且也是歷史上排名第三高的時雨量值。而梅姬颱風實際上並沒有登陸台灣，而是從巴士海峽經過，帶來大雨只是其外圍環流和東北季風共伴效應的影響。

霜降生活小叮嚀

1 小心秋颱的侵擾，霜降時期若有颱風將容易造成北部和東北部嚴重損害。

2 中部早晚涼、白天熱，霜降起須注意日夜溫差，早晚著保暖衣物。

3 北部和東部開始會有點「冷」的感覺，務必要注意保暖。

霜降氣象資訊

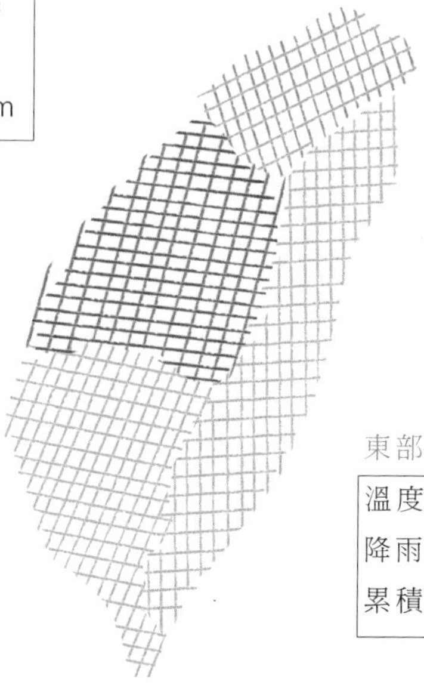

北部

溫度 21—26°c
降雨機率 37%
累積雨量 51mm

中部

溫度 21—29°c
降雨機率 7%
累積雨量 5mm

南部

溫度 23—29°c
降雨機率 9%
累積雨量 13mm

東部

溫度 21—27°c
降雨機率 42%
累積雨量 94mm

食材曆

柿子

霜降時節，正逢農曆九月，俗諺說「九月九降風」，北部地區吹起的東北季風被稱為九降風，九降風吹拂下，正是柿子紅透的時刻。

台灣柿子有兩種，一種是果實成熟後，會自然脫澀熟甜、削皮後又脆又甜的甜柿，這是五十多年前由農人引進的日本品種，以嘉義、苗栗泰安為主要產地。

台灣傳統柿子則是兩百多年前先民從大陸移種的，屬於無法自行脫澀，得透過加工處理才好吃的澀柿。果實較小的品種石柿，最特別的口感是曬成柿餅，新竹北埔、新埔透過九降風日曬風乾的柿餅，就是上好佳品。

柿餅的加工全靠手感，製作過程要六、七天，先削好皮，將果肉在太陽下日曬風乾，然後進烤爐用龍眼木燻烘脫水，接著再去曬，定時用手按摩果肉，散去水分，曬、燻、捏的循環，慢慢讓柿子的單寧酸轉化成葡萄糖，就大功告成。

《本草綱目》記載：「柿子味甘，性寒，能消熱去煩、止渴生津、潤肺化痰、治療熱咳。」小小柿餅將大自然精華發揮的淋漓盡致，客家燉雞湯就是將

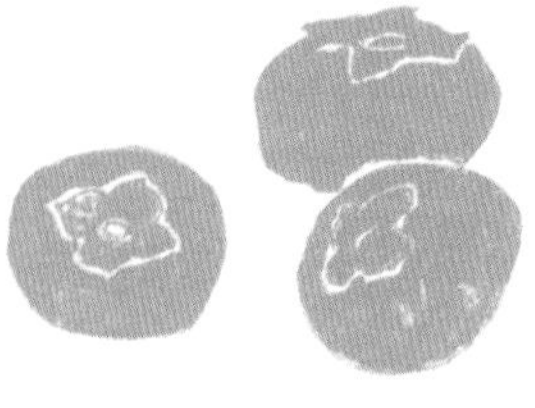

十多顆柿餅與雞、水一起燉煮，滋補且散發自然的香甜。

小小柿餅，大自然與農人聯手孕育的珍寶。

霜降節氣食物

燉羊肉、柿子

閩南人認為「一年補通通，不如補霜降」，霜降即將由涼秋進入寒冬，養生上更重視秋令進補，因此有「補冬不如補霜降」的說法，因為秋補算是為冬補打地基，地基牢靠，冬補才有意義。習俗上吃燉羊肉，或是吃當令的柿子，因為「霜降吃柿子，不會流鼻涕」。

霜降食材表

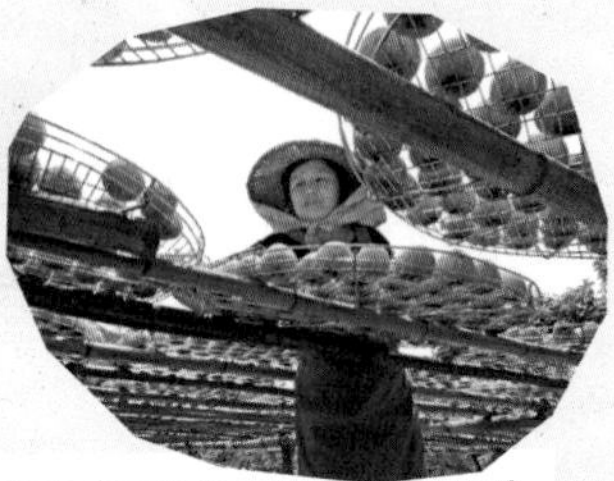

花椰菜	苗栗後龍，彰化溪湖、鹿港、大城，雲林二崙、大埤，嘉義六腳、新港，高雄路竹
茭白筍	新北市三芝、金山，宜蘭礁溪
柿子	新竹北埔、新埔，苗栗泰安、大湖，台中新社、豐原、后里，嘉義番路
白帶魚	蘇澳

旅遊文化曆

三芝茭白筍節

霜降時分，北部最著名的三芝「美人腿」茭白筍上市，也是北海岸最重要的農產。三芝地形多丘陵，先民依山建梯田，種稻種茭白筍，用水車引清澈的八連溪溪水灌溉，往昔農民也用水車碾米及製茶，茭白筍、水車與梯田成為三芝的特殊景觀。三芝也在霜降的茭白筍上市時刻，舉辦三芝茭白筍節，不僅有美食，還有交通接駁帶遊客去水車公園、茭白筍田遊覽，充滿食步樂趣。

美食活動最有趣的是，集結各種難以想像、又美味的茭白筍料理。清炒茭白筍、烤帶殼的茭白筍，保留鮮甜多汁的水分，龍蝦沙拉茭白筍也豐美，將茭白筍刨絲裹粉油炸，又燙又嫩。現場也有國小攤位，將曬乾的筍殼，浸泡打漿成紙漿，讓客人體驗DIY手抄紙的樂趣，同時享受多種美人腿的體驗。

秋風下，迎風搖曳如綠浪的茭白筍田，也是一種人工溼地，筍田就圍繞在不同的水車公園，三芝的田園風光藏在山間小徑，平日外地人也許不得其門而入，水車茭白筍節讓遊人有機會認識深秋的三芝之美。

霜降旅遊同場加映

1 藝術聚落：三芝山海交疊，有田園風光，也有壯麗海景，成為藝術家匯集的地方，芝柏山莊、芝蘭山莊、園山頂藝術村，有陶藝家、書法家，也有充滿藝術氣息的餐廳。圓山草堂是假日才開放、提供義大利麵與蛋糕的餐廳，主人夫婦是畫家與陶藝家，餐廳空間跟作品很有寧靜悠閒的氣息，尤其可以看到三芝如鴨蛋色的日落，也是主人選擇在此落腳的原因。

2 牧蜂農莊：位在芝柏山莊附近的牧蜂農莊，莊主是個愛說故事又熱情的人，這裡有水車、花園、林蔭步道、吊床與蜜蜂棲息處，都是莊主自己親手整理出來，莊主會解說帶著蜜蜂去台灣各地採蜜的旅行經過，自己創業的故事，還有蜂蜜的知識，現場品蜜、逛花園，也認識了三芝的鄉間生活。

掌握規律；
寡欲清心。

風地觀

兌為澤

澤天夬

望文生義，「寒露」與「霜降」兩個節氣，單單從字面上看來就會令人產生冷涼之感。而事實上的確也是如此。霜降是秋天最後一個節氣，時令在十月下旬到十一月之間。俗諺「霜降，颱風走去藏」，一般來說節氣一到霜降就算是徹底揮別了當年的颱風季。「蒹葭蒼蒼白露為霜」，台灣地處亞熱帶，雖然比較看不到水氣在地面上凝結成霜的情境，然而這個時節山區或水邊的芒草應該早已盛放一片，秋葉凋零，地面一片肅殺之氣。霜降日夜溫差更甚，西風歇，東北風起。而進一步從漢代易學家孟喜流傳下來的卦氣學說，考察霜降的卦象，將會發現霜降屬於兌卦六三，亦即代表去決之意的夬卦。

出生在霜降的人，整體個性剛柔並濟，像牛一樣辛勤的耕耘於眼前的事業、家庭、課業與愛情，全心全力的付出，對於別人的意見和建議也幾乎一概接收，這是其剛強的一面；出生於霜降之人的柔弱之處則表現在行事決定既倉促卻又容易猶豫不決，而出現進也不是退也不是的窘境。霜降之人，既是他人的榜樣，同時也以人為鏡，學習別人的長處。猶豫不決或是模稜兩可的態度對情感最是容易造成傷害，投資理財則是貴在機警。

值得注意的是，霜降節氣出生之人，想在工作、事業、愛情、家庭與財運幾個向度要求得稱心如意，「以理服人」、「掌握規律」是成功的關鍵所在，尤其萬萬不能強加個人意志在其他人的身上，而損及其他人之利益，否則將會造成不可彌補的後果；反之，瞭解他人的需要，制定一套合理的辦法，結果將是皆大歡喜，大吉大利。

霜降養生守則

「百憂感其心，萬事勞其形」，暮秋入冬之際，腦內松果體分泌的褪黑激素增生，抑制了腎上腺素與甲狀腺分泌，容易使人傷春悲秋顏色不樂，此時保持開懷與平靜的心情尤其重要。充足的照明和陽光可以使人心情明亮，當情緒低落時，與其耽溺其中顧影自憐，還不如起身曬曬太陽或是運動，不如意時甚至可以找個人煙稀少空曠的地方大聲嘶吼，這些都可以讓心情重新獲得寧靜。秋天是「收」的季節，凡事不要太計較，欲望太強大，期望也會跟著強大，因而容易產生不必要的煩擾。寡欲則心清，此為霜降節氣養生之道。

霜降開運建議

東方可以促進人際關係的互動；東南方可保出入平安；東北方加強公司內部的升遷以及專注課業；西南方有利全家和樂；西北方可護持婚姻與伴侶關係；南方豐厚財運。

藍色系有助於改善整體運勢。藍色搭配灰色或黑色可讓人際關係有意外進展；藍色配白色或黑色可以提升愛情運勢，給予愛情神祕和探索的力量。

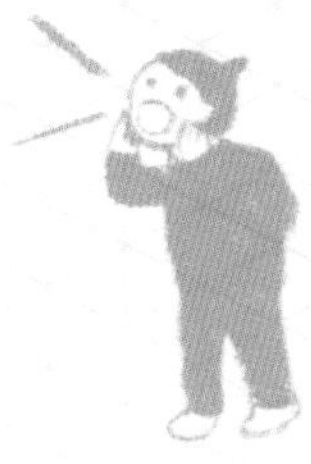

立冬

國曆十一月七日或八日

草嶺古道芒花開
慢跑騎車勤養肺

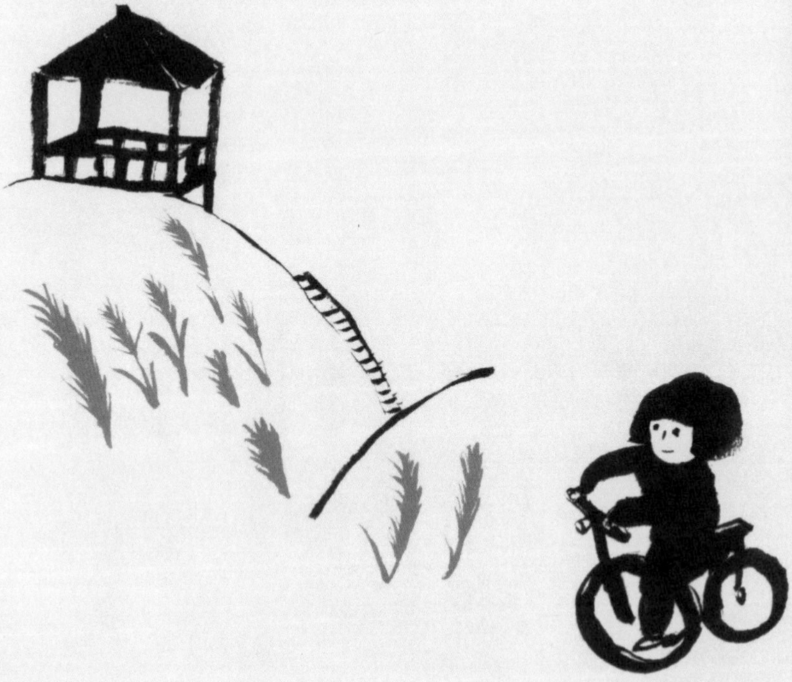

氣象曆

冬季初始，卻似深秋，
開始感受到東北季風捎來的沁涼感。

立冬和立春、立夏及立秋一樣，是該季的第一個節氣，表示冬天即將開始。而「冬」字則意謂著結束，也是準備收割、犒賞這一年來辛勞農耕的季節。冬季對東西方人來說都很重要，華人有農曆春節，西方人則有聖誕節，都是一家團聚的日子。

冬季的六個節氣分別是立冬、小雪、大雪、冬至、小寒和大寒，自十一月上旬至二月上旬，期間東北季風和北方的冷空氣越來越強，溫度越降越低，至大寒降到谷底，立春才開始緩慢上升。

不過小雪和大雪兩個有雪景的節氣在台灣難見到，即使是高山也得到冬至之後才逐漸能看見雪景。而原依循著中緯度氣候所設立的節氣，到了副熱帶與熱帶交界的台灣，差不多都晚了一個月才發生。

雖然十一月上旬還沒有很冷，不過東北季風南下已開始令人偶有清涼感。蟄蟲開始冬眠之外，人們也著手於準備些冬季食材，火鍋店前開始湧現人潮，許多薑母鴨店也在這時候開張，一年只做冬季開始後的半年。此時除了南部之外，各地清晨低溫都紛紛降到20度左右，迎風面的北部和東部白天仍有25

至26度左右，中南部中午則還有28、29度，舒適的氣溫令人不覺得是冬季的初始，反倒比較像是深秋。

在衣著方面還不用太著重於保暖，反而得留意日夜溫差，及因為季節變換天氣系統轉變所帶來的劇烈變化，很容易感冒。早晚多穿點，多注意氣象資訊來準備衣裝是最實際的做法。此時期在馬路上看到等公車的人，可明顯看到穿著差異很大，從短袖到厚重衣物都有，通常只有兩成的人看氣象報告穿對衣服。

而在台灣的降雨上，北部已有明顯的冬季降雨特徵了，中南部卻是鋒面還不夠強到足以影響。因此北部和東部則最好隨時帶著雨具，立冬期間幾乎有一半的天數都有雨，降雨機率將近五成，中南部則只有一成左右，幾乎可以不用攜帶雨具出門。

傳統立冬的三個物候分別是「水始冰，地始凍，雉入大水為蜃」，意指水開始結冰、地面開始變凍，而雉雞等較大型野生鳥禽紛紛入海變成大蛤。我們曉得雉雞不會變大蛤，而是雉雞越來越少見，海邊卻大量出現外殼花紋神似雉雞的大蛤，古人才以為有此轉化，當然，這樣的景象在台灣是幾乎都見不到的。

不過雖然鳥禽變少了，啼叫聲卻越來越宏亮，有句俗諺這麼說：「立冬收成期，雞鳥卡會啼」，原來此時是收成期，飼養的家禽有吃不完的穀物，因此反而朝氣蓬勃地啼叫著。

立冬生活小叮嚀

1 天氣轉涼變化大，小心穿錯衣，掌握即時天氣訊息來調整穿著能免於著涼。

2 中南部開始進入少雨旱季，得注意節約水資源。

3 南北溫差變大，南來北往要注意。

立冬氣象資訊

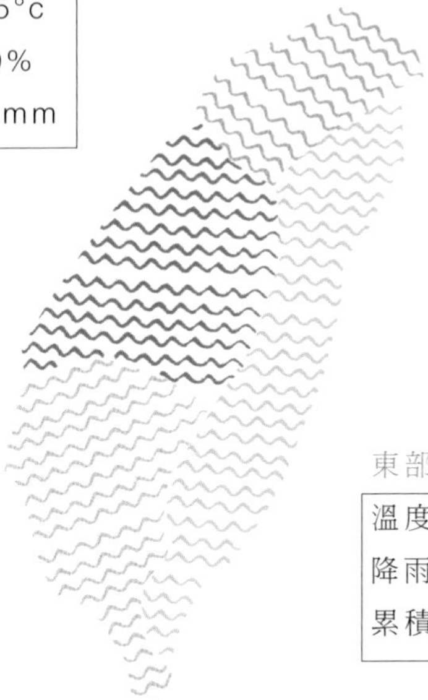

北部

溫度 20—25°c
降雨機率 40%
累積雨量 41mm

中部

溫度 20—28°c
降雨機率 13%
累積雨量 14mm

南部

溫度 22—29°c
降雨機率 10%
累積雨量 18mm

東部

溫度 20—26°c
降雨機率 49%
累積雨量 74mm

食材曆

芹菜

俗諺說：「十芹菜」，農曆十月、大約在立冬時節，喜愛寒冷氣候的芹菜正當令。

別看香氣清雅的芹菜只是一般餐點的佐料配菜，芹菜跟韭菜都是古代祭祀用的蔬菜，《詩經》說：「思樂泮水，薄采其芹」，在宴會宮殿旁的水池邊，大家開心的摘採池裡的水芹。

連《呂氏春秋》都說：「菜之美者，雲夢之芹」，洞庭湖雲夢大澤旁生的水芹，充滿浪漫風采。

芹菜可生吃、熱炒、與其他菜色搭配也相得益彰，纖維豐富，可以降血壓、利尿消腫，《本草綱目》認為芹菜「止血養精，保血脈，益氣，令人肥健嗜食。」尤其是撒滿芹末的貢丸、魚丸湯，芹菜香氣讓平凡湯頭瞬間甦醒，使人胃口大開。

台灣芹菜產地以雲林西螺、二崙、彰化竹塘、溪州為主，位在高屏溪與東港溪出海口沖積扇的屏東新園鄉，則生產顏色較綠、俗稱芹菜管的粗管芹菜為主，地方農人形容新園芹菜：「芹菜管，幼擱脆。全台灣，尚大把。」

芹菜喜冷但怕濕怕熱，寒流來依然挺立，農人為了確保品質新鮮，都是利用清晨氣溫尚低時採收，即使冬天，也會在芹菜上層放置碎冰。此外芹菜不能連作，栽植一年後土地就需要輪作，否則品質產量都變差，可說是十分有個性的蔬菜。

立冬節氣食物

補冬

立冬逐漸進入一年的盡頭，俗話說：「立冬補冬」，補冬時節，桂圓米糕、羊肉爐、麻油雞、薑母鴨都應時。台灣人俗諺說：「有錢補冬無錢補鼻孔」，以前有錢人用雞鴨燉四物八珍，窮人只能聞味道。因此，在農業社會窮人或農家會用桂圓、米酒與糯米蒸煮的桂圓米糕為小孩補身體，被稱為「窮人補」。

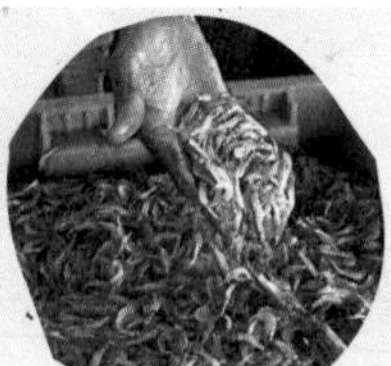

立冬食材表

芹菜	雲林西螺、二崙，彰化竹塘、溪州，屏東新園
菠菜	台中和平，南投仁愛，雲林西螺、二崙、元長
結球萵苣	彰化大城、埤頭、溪湖、竹塘，雲林元長、土庫、二崙、西螺、崙背
花生	彰化大城、芳苑，雲林土庫、東勢、麥寮、元長、虎尾、北港，嘉義六腳
葡萄柚	嘉義番路、中埔、竹崎
櫻花蝦	屏東東港、宜蘭大溪漁港
白皮旗魚	東部海域

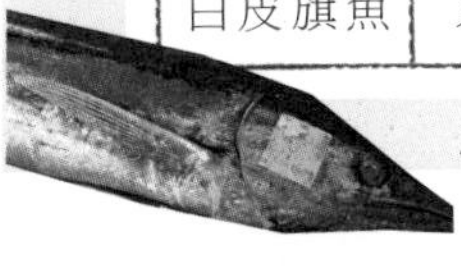

草嶺古道芒花季

立冬在台灣仍是深秋氣候，此時台灣東北角的草嶺古道，芒花正盛放，頂著白色花絮迎風搖曳，像銀白波浪滾滾而來。

貧瘠土地生長的芒花海，是立冬最浪漫的景色。秋高氣爽，每年十一月的草嶺古道芒花季，吸引民眾以健行方式前來欣賞夾道芒海，又能舒展身心。

從台北貢寮遠望坑到宜蘭頭城大里山區之間的草嶺古道，是清代淡水通往宜蘭的淡蘭古道的分道，也是目前整修復健最完整的一段，其他古道都埋沒在荒煙蔓草中。草嶺古道芒花季賞芒、健行也懷古。

草嶺古道起點從福隆火車站為起點，沿步道而行，也可以從貢寮火車站提前下車，緩慢前進。除了草嶺古道，瑞芳的金瓜石也是滿山遍野的芒花，視野甚至更壯麗。

金瓜石的茶壺山步道，因為遠眺像無提耳的茶壺而得名，從山頂俯瞰，正對基隆山，基隆山另一方是觀光客喧鬧的九份山城，也凸顯金瓜石蕭瑟安靜的氣氛，東望太平洋，向南則是半屏山與草山，山脈連綿，芒海也因為太陽照射，順光逆光都能感受大自然的多變情緒。

芒海見證山城歲月，百年前人們來此淘金的夢想、採礦煉銅的風華，都隨時光逐一消逝。青山依舊，只有立冬時節，芒花白了山頭。

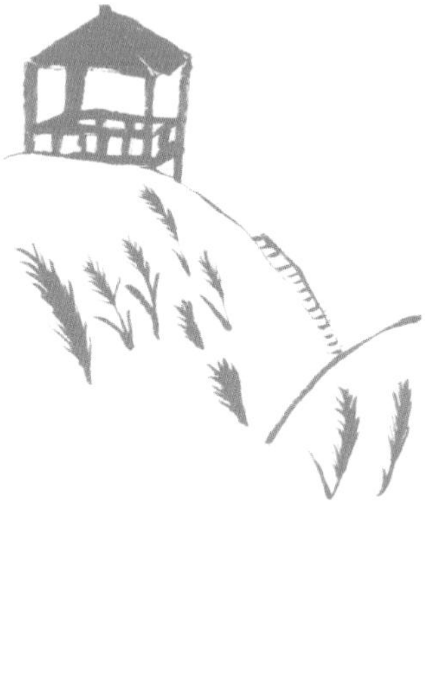

立冬旅遊同場加映

1 侯硐：搭火車遊瑞芳金瓜石與福隆的芒花，不妨也到侯硐小站下車一遊，這裡有另種不同於金瓜石與九份的沉靜之美，沿著基隆河前行，除了芒花，還可以看到昔日礦場的遺跡，包括礦場、鐵橋、坑洞，還有油毛氈屋頂、石塊堆砌的住宅，散步就能輕鬆逛完、給人不同感受的小村落。

2 金瓜石黃金博物園區：金瓜石除了自然景觀，昔日的礦業遺址與日式建築也值得一看。黃金博物園區是重新整理廢棄礦坑、台灣金屬礦業公司辦公室建築，附近也有日本神社鳥居的遺跡，以及日治時期迎接裕仁皇太子來台而興建的太子賓館。

養生運勢曆

節制適中；
強化肺部。

山地剝

兌為澤

水澤節

亥月立冬，水始冰、地始凍。曆書上如此描述，用字極簡地視覺化傳達出入冬第一個節氣的景象。「寒露」與「霜降」在節氣名稱上表徵出了水氣隨著陰氣漸長為露為霜的情景，節氣一旦入冬，水氣凝結成冰，大地行將天寒地凍也是自然而然。立冬時節太陽走到黃經二二五度，晝短夜長。當節氣一到立冬，即意味著今年的冬天已經到了，在台灣，十一月的立冬時期，第二期的稻穀已經可以收穫，而高山上的某些動物也要準備冬眠。而在傳統習俗上，立冬之日人們會以薑母鴨等食材進補，為接下來愈來愈冷的冬天作準備。

根據十二消息卦的陰陽消長的分布，立冬是坤卦與艮卦的組合，前者代表大地，後者象徵高山，組合起來的卦象猶如矗立在大地上的高山。大地寬厚包容，高山沉著穩重，因此，出生在立冬的人往往具有沉著穩重的人格特質。相對上也具備較強的適應性，人生有比較多元的方向感，較不會為前途所困惑。但此節氣出生者仍承襲霜降節氣出生的人表面堅強、內心易感的特性。事業上易受瑣事纏身，感情上則應避免猶疑不決。反應在財運上則是做足功課後，投資時需要更多的信心，相信自己不是盲目決策。

若進一步從漢代易學家孟喜流傳下來的卦氣學說，考察立冬的卦象，將會發現立冬屬於兌卦九四，亦即代表克難出險的節卦。立冬出生的人，如果想要在財運、事業、愛情與人際關係等方面有所發展，「節制適中」、「調節分歧」將是待人處事最高的指導原則，忍一時風平浪靜，忍過了就能繼續前進。但要不斷鼓舞自己，堅定信念，以免負面思考。

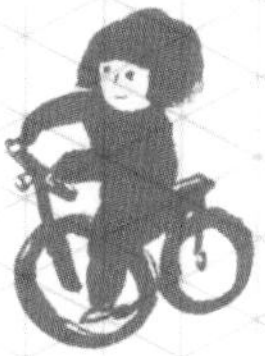

立冬養生守則

入冬田頭空。在秋天與冬天的初交時節，脾胃的調理是首要的保養重點。為了適應即將到來的冬天，身體無恙的人仍舊可以持續「秋凍」，以適應即將到來的冬日氣候型態。在起居養生上，在立冬時節仍可早睡早起，並持續各種有益肺部的運動（如慢跑、騎單車、快走、游泳等）；飲食上可以多喝五穀漿與山藥，滋補肺臟、脾臟與腎臟。

立冬開運建議

東北方可確保個人平安；個人公司內部與同事、廠商之間的互動，以及課業想要有所斬獲，亦為此方。西方可疏通與順暢人際關係。西南方有利個人事業，並提升家庭內部的和諧。

整體運勢的開運顏色為紫色系。紫色系搭水藍色能夠增進個人魅力，讓人印象深刻；紫色搭配白色系有助桃花盛開；加上灰色與黑色則可打開財運。

小雪

國曆十一月廿二日或廿三日

巨峰葡萄成熟時
足浴養心又安神

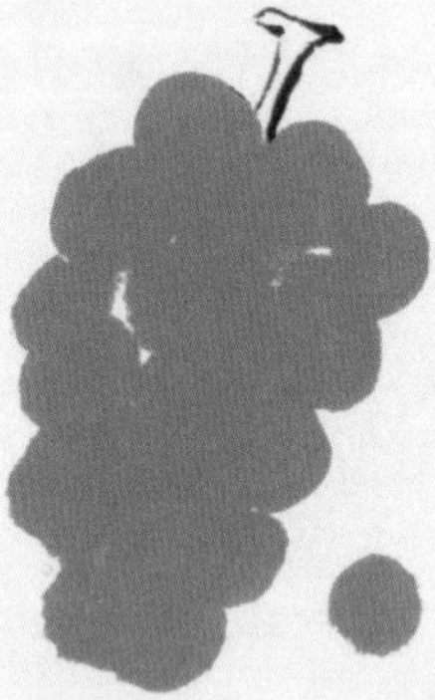

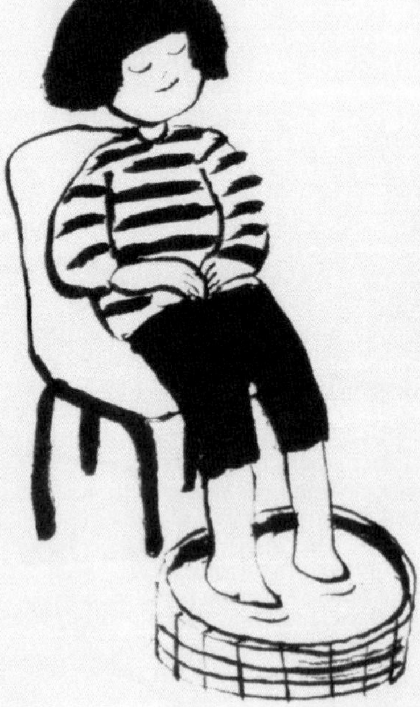

氣象曆

寒潮暴發，中國北方開始飄雪，台灣北部也開始有明顯寒意。

小雪是冬季的第二個節氣，顧名思義，此時將開始下起雪，不過主要在中國北方黃河流域附近，雪量也不大，跨過長江流域以南仍難有雪景。即使在高山地區，台灣此時也還不容易下雪，不過可以說是台灣進入冬季的開始，得換保暖衣著了。

古人將小雪分為三候：「虹藏不見，天氣上騰地氣下降，閉塞而成冬」，意指此時少雨，因此也難見彩虹；陽氣上升而陰氣下降，互不相交亦不相通，因而各自閉塞致大地了無生息，轉而進入寒冷的冬天。

以現今較科學的說法，可以解釋成入冬之後少雨，即使雨後也難有空氣中水滴折射陽光成虹的機會。而日光直射地球處又更往南移，少了太陽的溫暖，能量不斷往空中散逸，因此北方也蓄積了更多冷空氣，並不時傾洩南下，導致大地一片寒冷。

反應在天氣上，則是西伯利亞高空開始出現明顯低壓槽，容易在中國華北地區暴發寒潮，並有較大規模的冷空氣南下，因而此時常有入冬以來的第一波降雪。雖然台灣還不至於會下雪，不過也開始感受到寒潮暴發的威力了。

對台灣而言，北部開始有明顯寒意，清晨低溫下降到只有16度左右，風遇著地形的抬升作用則讓天空幾乎一整天都陰雨綿綿，日照時數不到二小時，因此白天高溫也難以上升，只有22度左右。

中部則得留意日夜溫差大，白天天氣相當溫煦可達25度，降雨機率低，幾乎整天都可見到陽光，有時正午甚至還會覺得熱。不過入夜後溫度降得快，受輻射冷卻影響，次日清晨溫度甚至比北部更低，只有15度，不稍加留意很容易著涼。此時如何穿對衣服也確實令人頭痛，建議採用洋蔥式穿法，或是穿適量羽絨衣免得像粽子，早晚務必穿件保暖的外套。

南部天氣則相當溫和晴朗，介於18至26度，少了颱風和大雨，很適合從事各種戶外活動。東部在溫度方面和南部類似，然而天氣卻和北部一樣有點陰雨綿綿，整體來說比較偏向於潮濕偏涼的天氣。

除了少了彩虹之外，此時也較難聽到雷聲，若在小雪期間聽到雷聲，可就大事不妙了。台灣有句諺語說：「月內若陳雷，豬牛飼不肥」，其中陳雷是閩南話打雷的意思。意指此時若聽聞雷聲，表示氣候異常，冬天不冷還有對流系統發生，溫度還高病毒活動力仍旺盛，此時豬牛因氣候不調將可能吃不飽，並感染瘟疫。

不過台灣倒是也曾在冬季出現颮線，一種冷暖空氣匯合所造成的線狀對流胞，可以看成比較強的鋒面雲系，並常帶來劇烈降雨、冰雹、甚至是龍捲風。二〇〇二年十二月十九日晚上，台灣北中南三地都發生下冰雹和打雷的現象，並造成許多經濟作物的損失，隔年中國則發生了嚴重的旱澇災害。這兩件事有沒有關聯尚不得而知

小雪生活小叮嚀

1 得準備好保暖長袖衣及冬衣了。

2 中南部日夜溫差大，早出晚歸得多搭保暖衣物。

3 北部開始陰雨綿綿，外出得帶把傘了。

小雪氣象資訊

北部

溫度 18—23°c
降雨機率 38%
累積雨量 57mm

中部

溫度 17—26°c
降雨機率 15%
累積雨量 20mm

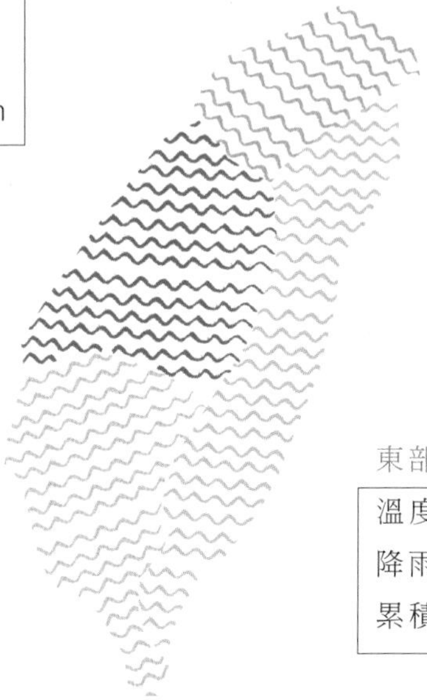

南部

溫度 20—27°c
降雨機率 9%
累積雨量 16mm

東部

溫度 19—24°c
降雨機率 40%
累積雨量 62mm

葡萄

台灣人最幸福，一年到頭幾乎都能吃到甜蜜多汁的葡萄。原本是夏季一年一穫的葡萄，在農夫巧手孕育下，農業栽培技術讓葡萄一年三收，獨步全球，夏果、秋果與冬果都能品嘗紫色幸福。

台灣夏天水果眾多，個個婀娜多姿，但是秋天水果有些青黃不接，柑橘尚未轉黃透熟、甜度不足，從秋分到小雪節氣，此時飽滿碩大的巨峰葡萄正結實累累，香氣濃郁，甜美多汁。

葡萄不只可口，更一身是寶。葡萄是水果的抗氧化之王，果實能抗氧化、消除疲勞、防止動脈硬化，葡萄籽的抗氧化效果比果肉、果皮還高，葡萄籽萃取物是西方重要的營養補充品。

這麼珍貴的果物，幾乎讓葡萄跟人類文明史同步躍進。歐洲在希臘時代就開始釀葡萄酒，在周朝時葡萄就是皇室的果園珍品，漢朝張騫從西域引進歐亞種的葡萄，才開始大規模種植。台灣則是先民在康熙年間從大陸引進，但沒有大規模種植，一直到一九六〇年代引進日本的巨峰品種，才充分發揮台灣的風土條件與種植技術，讓巨峰葡萄成為國寶水果。

彰化大村與南投信義鄉是巨峰葡萄兩

大重要產區。位在玉山山麓的信義鄉，高海拔、日夜溫差大，四面環山不受季風影響，才能孕育高甜度的葡萄。大村則是最早引進巨峰的產區，農人透過辛勤的整園、修枝、套袋才培養高品質的葡萄。

生在寶島，最幸福的是不必望穿秋水等待葡萄成熟時，

小雪節氣食物

謝平安紅龜粿

小雪經常落在農曆十月中旬，正是台灣傳統各村落進行「謝平安」祭祀的時刻，各莊為了答謝神明的保佑，慶賀五穀豐收，除了演歌仔戲、布袋戲酬神，祭祀貢品有紅龜粿、紅湯圓、壽麵、素菜，客家人也稱十月半的謝平安為「圓福」，用紅粄（紅龜粿）拜天公，以紅龜象徵吉祥長壽。

小雪食材表

蘿蔔	彰化福興、芳苑、二林，南投埔里，雲林台西，嘉義布袋
巨峰葡萄	苗栗卓蘭，彰化大村、員林、溪湖、埔心，台中新社、石岡、東勢、豐原，南投水里、信義、竹山
蜜紅葡萄	彰化大村、埔心
金柑	彰化二林，宜蘭礁溪、員山、冬山
嘉鱲	北部海域

賽夏族矮靈祭

這是入冬後最後一個原住民豐年祭，也是最特別的原住民祭典，不是歡樂的嘉年華，儀式嚴肅而神聖，夾雜著贖罪、祈福、和平與互助團結的意義。

居住在苗栗南庄、新竹五峰一帶賽夏族的矮靈祭，是在小米收成之後，稻穀作物成熟、但未收成前的農曆十月十五日，以往每年一祭、每十年一次大祭，由於日治時期日本人禁止大規模聚會，矮靈祭改為兩年舉行一次，一直沿用到現在。

矮靈祭的故事起源，是具有巫術與農耕技術的矮人族，教導賽夏人種植技術，賽夏族每年豐收都會邀請矮人族來驗收穀物與同歡，但好色的矮人族會用巫術來凌辱賽夏女子，痛苦不堪的賽夏族決定報復，利用矮人族酒醉之際推下斷崖。但從此賽夏族不再年年豐收，為了慰藉矮人族的冤魂，以往的豐年祭改為矮靈祭，透過祭典表達懺悔之意，也藉由互助團結的儀式，慶祝豐收、消災祈福。

故事特別、儀式繁複莊嚴的矮靈祭，也吸引許多觀光客參與。北祭場在五峰大隘，南祭場在南庄向天湖，矮靈祭正式祭典為五天，第一天是迎靈，三天娛靈歌舞，最後一天送靈。賽夏族人穿著紅條紋的傳統服飾，以身體擺動繡有美麗紋飾與亮片的臀鈴，以清脆響聲來伴奏，整夜唱頌當年矮靈長老留下來的祭歌。

哀沉的祭歌，動人的故事，深刻的文化，也提醒寒冬的來臨。

小雪旅遊同場加映

1 南庄老街：南庄老街是居民生活與做生意的市集，保存完整，沒有荒蕪的滄桑，有百年歷史的日式風格老郵局，是來南庄必遊的景點，也提供觀光旅遊資訊。南庄過往是樟腦生產重鎮，外來人口多，有對外通信的需求，郵局成為南庄的記憶。另外見證南庄過往繁華的南庄大戲院，也是南庄重要地標，現在改為懷舊餐廳，陳設擺飾也能勾起舊時光。

2 五峰清泉部落：曾經幽禁在五峰清泉部落的張學良，他的故居重建為紀念館，呈現張學良住在此地十三年的的故事；另外已故作家三毛也曾隱居在此，她住過的紅磚老屋也成為觀光景點。清泉天主堂有呈現原住民生活的木雕裝飾，彩繪玻璃的藝術鑲嵌，都呈現清泉特殊的寧靜氣息。

養生運勢曆

停看聽，認清表象；
攝取養腎食物。

小雪為冬季的第二個節氣。節氣三候分別是「虹藏不見」、「天氣上昇地氣下降」、「閉塞而成冬」，每過一候（五天），愈往冬日深處邁進。這是小雪在中國北方的典型特徵。台灣地處亞熱帶，就算到了小雪，有時仍是秋天的天氣型態，因此有時又稱為小陽春。台灣古諺有云：「月內若響雷，豬牛養不肥」，這說明了在應該豐收的冬天季節，卻出現夏天的天氣型態，氣象上的紊亂，對人們生活領域的影響，相當發人深省。雖然台灣的小雪節氣徵候不若中國地區鮮明，不過隨著時序入冬，東北季風會愈來愈強勁，海洋溫度會顯得更低，東北季風也將愈發帶勁的吹拂，將冬天的消息全面送進島嶼。

在小雪這個屬於四季中最後一個季節出生的人，個性就像經歷了春、夏、秋前三季萌芽、生長、茁壯、收成的磨練，具有老成靜定的潛在特質，人生經歷了日曬風吹，面對眼前的苦頭或是不確定的局面，出生小雪的人比較容易把磨難或是困難當作鍛鍊自己反應與能力的契機，尤其在事業上，最能凸顯這一面的性格。若進一步從漢代易學家孟喜流傳下來的卦氣學說，考察小雪的卦象，將會發現小雪屬於兌卦九五，亦即代表震兌相配的歸妹卦，審查時機，伺機而動，不強出頭就能化解問題。

山地剝

兌為澤

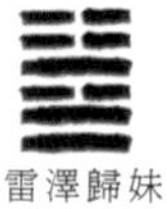
雷澤歸妹

在投資理財上，出生於小雪的人面臨的是春天來臨前的寒冬，投資需要一段時間才會瓜熟蒂落，務必耐心敬候佳音，雖然有時投資報表看起來一片光明，仍得用心深入計較，莫被漂亮的表象所欺瞞；感情生活雖甜蜜浪漫，但切忌高傲用事，要注意感情最少是兩個人的事，千萬不要一廂情願，飛蛾撲火雖然燦爛，但不一定長久，細水長流才是最後的歸屬。

小雪養生守則

小雪屬水，水旺於冬。對應於人的五臟為腎、五腑為膀胱、五體為骨、五官為耳，水柔潮生，物類泉源，腎主藏精，生命根本。因此可多食腰果等養腎的食物。在此巨陽伏沉、陽氣衰少的節氣，可早睡晚起，待冬日日光升起再起床，睡前可按摩腳底的湧泉穴，或將雙足浸泡在熱水中，不但可以舒緩一天的疲勞，也可養心安神。運動時注意動作要由小到大，以避免肌肉拉傷，並提升抵抗疾病的抗體。籃球等對抗性運動耗體力也容易拉傷，最好減少，如果一定要進行激烈運動，需花更長的時間熱身，以避免傷了筋骨。

小雪開運建議

東北方有助於個人平安，及同事、廠商之間的互動，若課業想要有所斬獲，亦可以用此方。西方可圓融及發展人際關係。西南方有利個人事業，還能提升家庭內部的和諧。另外，西北方可以增進財運還能兼顧婚姻感情。

整體運勢的開運顏色為紫色系列，紫色系搭靛藍色能夠增進魅力，強化溝通，有助於人際關係的互動；紫色搭配白色系有助於愛情發酵；加上灰色與黑色漸層則可加強財運催化的力量。

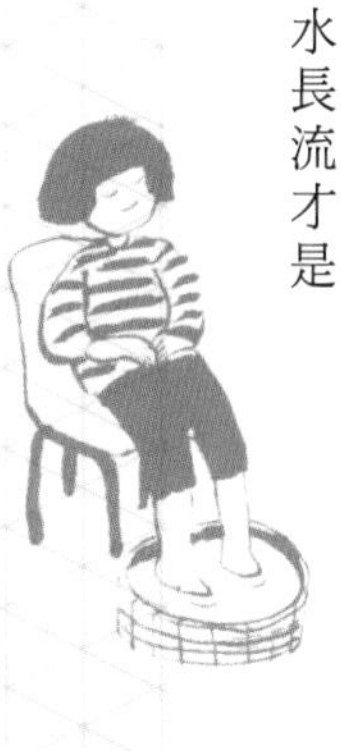

大雪

國曆十二月七日或八日

金門鸕鶿來過冬
陽光露臉再起身

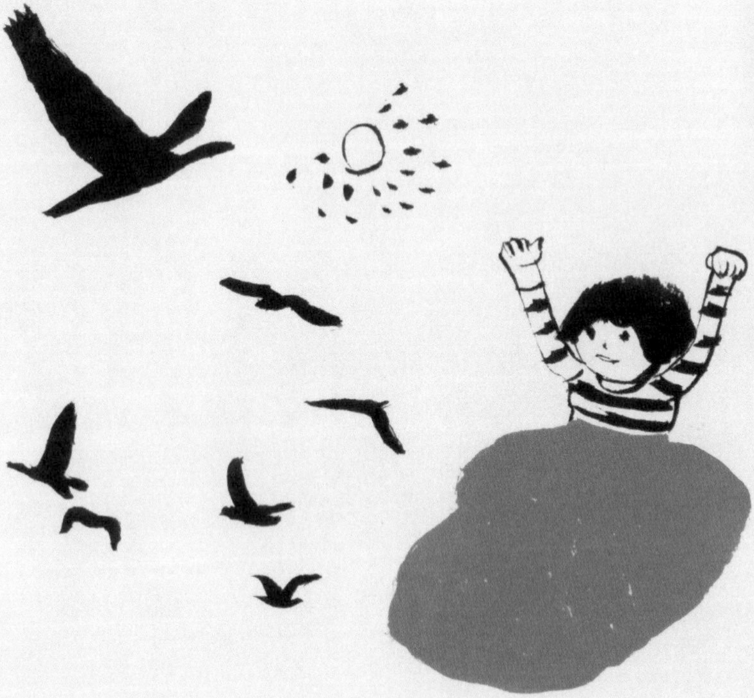

氣象曆

中國北方已冰封一片、大雪紛飛，台灣也開始有較強烈的冷氣團南下。

過了小雪之後，北方冷空氣發展更盛，黃河流域開始大雪紛飛，在更遠的北方則早已冰封一片，因而此節氣稱為「大雪」。

此時溫暖的南方也開始感受到更深刻的寒意，反應在台灣的氣候特徵和小雪時期差不多，只是溫度更往下降了。以北部最冷，只有16到21度；中部日夜溫差仍大，中午仍然溫暖達24度，早晚則有明顯寒意，清晨低溫僅15度；南部相對較溫暖，有18到25度，不過清晨起床和早出晚歸時記得搭件保暖的外套。東部也相當冷了，只有17到23度。

隨著北方冷空氣南下，此時開始出現冷鋒為北部和東部帶來長時間的綿密降雨。由於冷空氣越來越強，鋒面影響位置也越往南偏，有時會影響到中南部地區，不過通常只有北部和東北部迎風面降雨較持續，降雨機率也較高，北部和東部分別達四三%和四〇%，中、南部常常只是造成雲量偏多，雨量仍然非常少，降雨機率分別是一四%和十%。台灣在這時候通常會遭受到至少三波冷氣團南下的影響，有時冷空氣停留一天，隔天很快回溫，有時候則會停留三天以上，通常在這個時候感冒的人口會明顯激增，特別是呼吸系統比較敏感的人，尤其是氣喘的患者會很難受，溫度上下變化大，心血管疾病也明顯增多，通常這時是醫院急診室最繁忙的時候。

古人對大雪節氣觀察所得的三個物候比較表現在動植物的行動上，分別是「鶡旦不鳴、虎始交、荔挺生」。鶡是鳥類的一種，長得有點像雉雞，由於天氣寒冷，鶡鳥也不再鳴叫；老虎則在此時開始求偶；荔也在此時萌出新芽，此處荔是指蘭草的一種，而不是我們夏天吃的荔枝。

對古人來說，順應節氣、順天而行很重要，這可關係著每年的收成，所以此時北方最好下大雪才好，南方雖然還不大會下雪，但也要順應自然開始變得更冷。北方有句諺語這樣說：「瑞雪兆豐年」，由於大雪覆蓋後可維持農地免受寒流侵襲而變得更冷，來年的融雪也可為土地增加水分含量，使農作物能生長得更好。另外如「冬雪一層面，春雨滿囤糧」和「今冬麥蓋一尺被，明年饅頭如山堆」，也都是類似的意思。

台灣則有這樣的諺語：「小雪小到，大雪大到」，意指小雪到大雪時期，台灣海峽的烏魚數量將越來越多，因為天氣變冷，烏魚群往南洄游聚集在台灣海峽附近，幾乎西部沿海的捕獲量都可以有大豐收。不過近幾年，台灣附近海域洄游的烏魚常被對岸漁民先捕撈，越來越難看到野生的烏魚，越來越多養殖的烏魚。這時候也常常聽到南部比較怕冷的虱目魚遇到冷氣團來，集體暴斃的事件發生。

即使節氣來到大雪，台灣高山地區下雪的機會仍不高，去合歡山賞雪的行程，恐得再緩緩，不過和小雪一樣，南北溫差大，中南部則是日夜溫差大，規劃旅遊行程千萬不要忘記帶件保暖衣物。

大雪生活小叮嚀

1冬季鋒面報到，北部外出得攜帶雨具。

2天氣越來越冷，該準備好毛線帽和手套了。

3年底是一年中最忙的時候，工作之餘也要照顧好自己的身體。

大雪氣象資訊

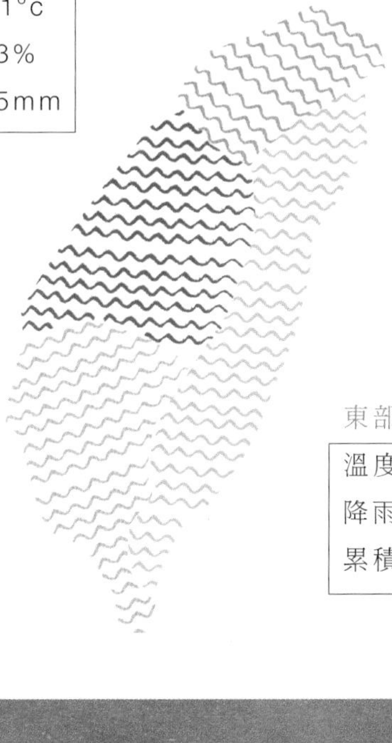

北部

溫度 16—21°c

降雨機率 43%

累積雨量 45mm

中部

溫度 15—24°c

降雨機率 14%

累積雨量 17mm

南部

溫度 18—25°c

降雨機率 10%

累積雨量 9mm

東部

溫度 17—23°c

降雨機率 40%

累積雨量 38mm

【食材曆】

青蒜

俗諺說：「十一蒜」，農曆十一月、也就是國曆十二月、大雪時節要吃俗稱「蒜仔」的青蒜。

越來越冷的氣候，也是青蒜開始盛產的時刻，產季一直延續到清明節。大蒜成長時刻，不同過程有不同滋味，剛萌芽、葉片柔嫩時是蒜苗，等到莖葉成綠色時就稱青蒜，三、四月春天時，地底下的蒜球成熟了就是蒜頭。

台灣大蒜品種分為硬骨蒜及軟骨蒜，硬骨蒜採收蒜頭；軟骨蒜莖葉柔軟，以青蒜為主。著名的宜蘭「三星白蒜」就是軟骨蒜，蒜白長、纖維軟細，香甜又辛嗆。

辛嗆中帶甜的青蒜，具有醒脾氣、消積食的作用，還能殺菌、增強抵抗力，在餐桌上更是重要的綠葉配角。大雪同時也是青蒜最佳搭檔——烏魚大量來台的時間。

台灣人愛吃烏魚子，傳統吃法就是一片烏魚子搭一片青蒜，用微辛微嗆的口感去提烏魚子的鹹香。烏魚還能與蒜苗烹煮成烏魚蒜鍋，用薑片爆香，再以米酒與鹽調味，最後放入大片青綠蒜苗，煮得爛熟、釋放甜味的青蒜讓湯頭格外濃郁。日治時期的鹿港詩人葉雄祈還將烏魚蒜媲美讓人思鄉的鱸魚：「淞江風味鱸魚蓴，鹿江風味烏魚蒜。」

台灣早年酒家文化興盛，螺肉蒜也是酒客們酒酣耳熱的必點湯品，用進口的昂貴螺肉罐頭搭配魷魚、排骨、香菇與青蒜，在隆冬中暖身又營養。

大雪節氣食物

青蒜烏魚

俗話說「大雪大到」，大雪是烏魚大量湧入台灣的時刻，烏魚子、烏魚鰾、烏魚腱（烏魚胃），烏魚米粉（掏去烏魚子的烏魚殼煮米粉）都是豐盛料理，此時青蒜也當令，不管是青蒜配烏魚子或烏魚蒜鍋都對味，成為一年一度最令人期待的大雪料理。

大雪食材表

青蒜	宜蘭三星，雲林，嘉義
紅豆	高雄大寮，屏東萬丹、崁頂、新園、屏東市
木瓜	南投草屯，雲林林內，嘉義中埔，台南玉井、楠西、南化，高雄美濃、屏東長治、高樹
烏魚	淡水、彰化、台南、高雄、東港、澎湖
鮸魚	東北部與西北部

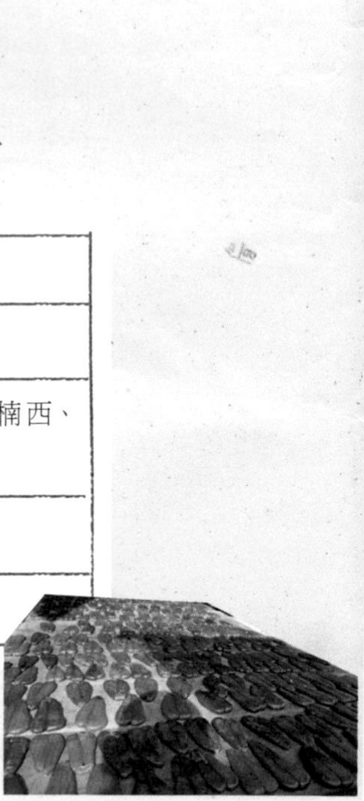

旅遊文化曆

金門鸕鶿季

氣溫逐漸下降的大雪時節，觀光人潮逐漸散去，另個族群正悄悄到來，金門極具代表性的冬季候鳥——鸕鶿也從北方來此過冬，隔年春天才離開。

鸕鶿在金門和小金門四周海岸及湖泊活動，其中以圍海築堤而成的鹹水湖——慈湖是最大棲息處，這裡擁有豐富魚蝦資源，讓鸕鶿飽餐，也是靜謐的垂釣區。黃昏向晚，鸕鶿鳥集體飛翔歸巢，飛過周圍低矮的傳統古厝聚落，像漫天飛舞、軍容壯盛的黑色戰鬥機群，盤旋、降落在慈湖，壯麗好看。

此時適合到金門這座海上公園賞鳥。過去軍事管制的緣故，金門低度開發，不僅讓閩南建築成為獨特風格，也成為鳥類的棲息天堂，甚至是候鳥遷徙的重要中繼站，每年有近三百種鳥類在此聚集，其中九成都是候鳥。

每年金門縣政府和金門國家公園都會舉辦「金門鸕鶿季」，包括金門傳統古厝及生態之旅的主題活動，以及觀光公車接送的賞鳥導覽、觀鳥攝影比賽。

不過，即使不參加主題旅行團，還是能自在觀賞水鳥，位在慈湖附近的雙鯉濕地自然生態中心，是個重要賞鳥地點，這裡的水岸走廊有一半是在水面下，透過玻璃窗，可以觀看濕地水面下的水生植物，與水面上的水鳥，也有動態影片了解水文、植物、自然生態與地表景觀。

大雪旅遊同場加映

1金門洋樓：欣賞南洋跟閩南文化混合的洋樓，也是認識金門文化的重點，目前金門有一百三十棟洋樓，幾乎集中在一九二〇年代、南洋貿易最興盛的時期所興建。旅居南洋的金門僑民，會將設計圖與照片帶回金門，讓金門本地匠師仿照興建，外型用石頭打造，窗框、拱廊、顏色與雕花雖充滿南洋殖民地風味，內部空間與風水還是傳統閩南建築的概念，非常有特色。

2坑道：冷戰為金門帶來壓抑與破壞，戰地文化也為金門增添觀光風格。一九五九年詩人洛夫在武揚坑道寫下〈石室之死亡〉這首詩，如今石室不死，只是凋零，重現當年戰爭的記憶與求生意志。比方長達三百五十七公尺的翟山坑道，是花崗岩鑿空的戰備水道，視覺錯覺會將水面與山壁看成懸崖峭壁，是用鐵血意志一斧一鑿挖掘的成果，非常震撼的鬼斧神工。

養生運勢曆

外圓內剛，堅持精進；
補充熱量提升禦寒力。

子月大雪，冬三月。大雪在節氣上屬於仲冬，緊接在小雪之後，通常是在國曆十二月上旬。大雪時節人在平地就可以明確的感覺到冷意，此時太陽走到黃經二五五度，晝短夜長。在十二消息卦中，大雪為代表陰氣至極的坤卦。在中國北方，當節氣進入大雪各地應已大雪紛飛；位居亞熱帶的台灣，大雪時海面的東北季風就已相當明顯，平地雖不見得會有寒流來襲，但入夜之後的海邊以及山間，會提前入冬——山區的變色木以及平地的欒樹也已經全面轉為紅褐色——且可以感受到明確的寒意，就算穿了長衫裹上了外套，有時仍覺得寒冷。入冬之後，平地的作物可以說是休耕或是暫歇，海面上的漁獲因此顯得相對重要，然而在大雪時海象可能出現「早潮晏退」的情形，亦即高潮的時間提前，但是退潮的時間卻延後，對於依賴魚獲養家的漁民，相對增加了更多的危險與變數。

從卦象上來看，大雪由兩組三斷的坤卦所組成，坤卦既代表大地，也代表著順遂安息的地氣，地順則水動，水中生物反而活絡。在大雪出生的人，個性普遍較為順從、處事較為圓融，同時也具有敬仰土地與神明的傾向，在事業表現上相對也比較有利於穩定、

坤為地

兌為澤

天澤履

週期性的工作；投資理財要以健康的心態順勢而為，感情能量相對薄弱需多打氣。若進一步從漢代易學家孟喜流傳下來的卦氣學說，考察大雪的卦象，將會發現大雪屬於兌卦上六，亦即代表尊卑分定、如履虎尾的履卦，這表示溫和的個性之下，仍然有堅定的毅力和責任感。

因此，出生在大雪的人，想要在人際關係、感情、家庭、事業和工作上，有所進展與突破，學習與實踐，將是其一生都要努力的目標，只要心裡能夠立定志向，並以正確的思想做為處事的指導原則，再加上平素的練習與操演，自然能夠跨越障礙，克服眼下的困擾，拿到代表勝利的徽章。

大雪養生守則

在陽氣衰少陰氣堅盛的大雪時節，往往陽氣偏虛，反應在人體上，大雪時人們遭遇到真正的冬氣，脾胃運作的照護就顯得相對重要。在生活起居上，冬季養陰，建議早睡晚起，最好是陽光露臉之後再起床；在飲食上則進食高熱量與溫熱性的食物，溫暖脾胃。平時可以藉由牛奶或豆類製品補充鈣質，提升身體的禦寒能力。

大雪開運建議

東北方可以轉化事業上的瓶頸，並有利於學業以及公司升遷；財運與健康則看西方；西南方有助於家和萬事興；西北方可以改善人際關係上的緊張。

整體開運的顏色為紫色系，紫色加上鵝黃色可以提升個人自信；紫色與白色的交織能夠產出愛的能量；黑色與紫色的雜揉則能鞏固財運。

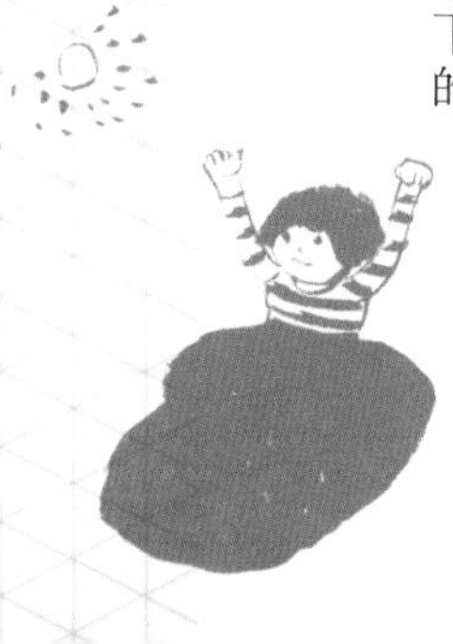

冬至

國曆十二月廿一日或廿二日

冬至湯圓圓滿增歲
金黃柑橘大吉大利

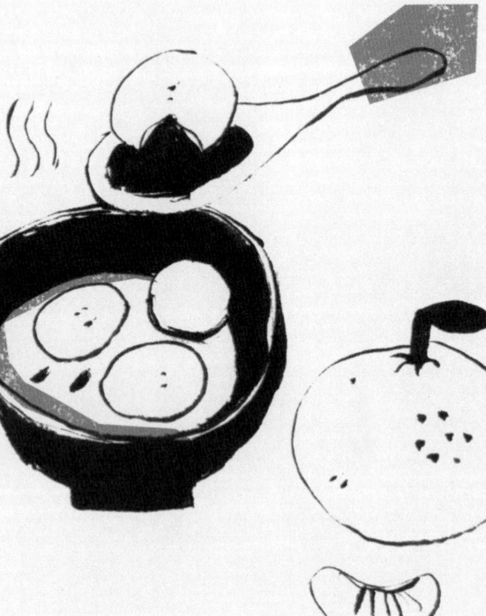

氣象曆

白天最短、夜晚最長的時刻，第一波寒流在此時報到，冬衣得備好。

冬至可以說是除了清明之外，最受矚目的一個節氣，因為到了這天家家都要吃湯圓。不過除了湯圓之外，要注意的是，通常台灣一年當中最強寒流也會在冬至前後到來。

冬至這天太陽直射南回歸線，是北半球白天最短、晚上最長的時候，過了這一天，白天時間會慢慢變長，黑夜則會逐漸縮短。而冬至也是古代很重要的節氣，周朝曾經以冬至為一年之首，後來秦始皇雖有改制，但人民還是習慣在這天過年，因此冬至也有過小年的說法。至北宋時期，則是在這天進行大規模的祭天儀式，以求來年風調雨順。通常皇帝在三天前就不能貪玩，必須跟嬪妃們告別，親自督導冬祭的準備事宜，並於冬至當天凌晨三更半夜便得早起，移往南郊依照禮儀進行祭拜。

此時北方冷空氣已經累積到一定程度，開始會有寒潮暴發傾洩南下，也造成整個中國東岸，甚至台灣都變得相當寒冷。若預估這波冷空氣團挾帶的冷空氣將造成台北市溫度低於攝氏10度，我們則稱將有寒流南下，氣象局也會發佈低溫特報，而若台灣低溫到10度，要留意對岸恐怕已經剩下六七度了，因為台灣海峽相隔，也會讓溫度差距個兩三度以上，旅遊時要特別注意。

即使沒有寒流，此時早已開始有冷氣團一波接著一波南下，使得北部平均低溫降到了15度，高溫也僅20度。中部在輻射冷卻的作用下，晴朗無雲的天空無法阻擋熱量從地球散逸到外太空，溫度急速下降，平均溫度雖有14度，但清晨常常降到13度，中午則仍有23度。南部和東部低溫也紛紛降到16、17度，高溫則分別是24度和22度。

由於此時冷空氣夠強，足以將冷暖氣團交界面的鋒面往南推，除北部和東部有雨外，中南部也逐漸有下雨的機會，時間上會比北部慢半天到一天的時間，雨勢也不大，都是間歇性的毛毛細雨，即使不帶傘也不太會淋濕，但得留意隨著東亞發展快速汙染愈多，雨也越來越酸，這時候的雨水含汙染物最多，建議還是戴頂帽子會比較恰當。

冬至的物候則分別是「蚯蚓結、麋角解、水泉動」，意思是說冬至太陽直射最南端，也是陰氣最盛時，而蚯蚓則是屬於陰曲陽伸的生物，此時可以見到蚯蚓蜷曲著身體。麋鹿的角則開始鬆落，雖然麋和鹿屬同科動物，但陰陽正好相反，麋在陰氣正盛時長角，陽氣一長便開始鬆落，相對的在夏至則有一物候為鹿角解。水泉動則指過了冬至後，太陽直射地球處開始北移，逐漸有了陽氣，因此山中的泉水也有了生氣而開始流動。不過除非到野外細心觀察，現今都市叢林中大概很難看到冬至三候的景象，尤其俗稱四不像的麋鹿在中國已是瀕臨絕種動物，在台灣更是難以見得。

冬至生活小叮嚀

1 強烈冷氣團來襲，氣溫明顯下降，多關懷家中長者及幼童健康。

2 有心血管疾病或過敏患者也要留意寒流到來的時間，注意保暖。

3 雖然明顯變冷了，也要注意保持家中空氣流通，避免一氧化碳中毒。

冬至氣象資訊

北部

溫度 15—20°c
降雨機率 38%
累積雨量 33mm

中部

溫度 14—23°c
降雨機率 15%
累積雨量 12mm

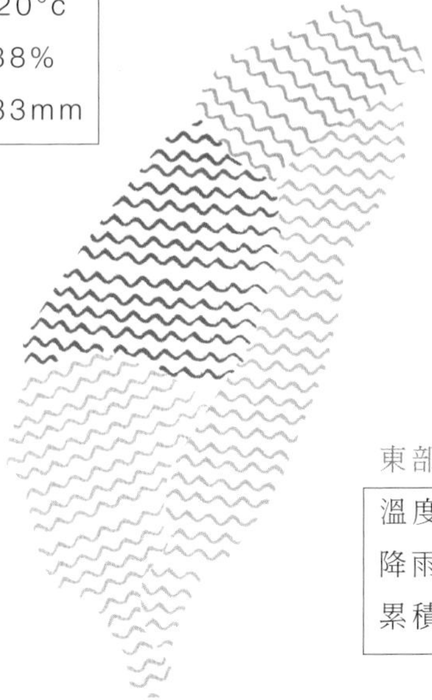

南部

溫度 17—24°c
降雨機率 8%
累積雨量 6mm

東部

溫度 16—22°c
降雨機率 42%
累積雨量 33mm

食材曆

柑橘

金黃是冬季最耀眼的顏色，象徵柑橘的熟成，渾圓豐滿的外型充滿喜氣，加上橘跟「吉」同音，大吉大利，成為年節拜拜、往來贈禮的必備水果。

冬至節氣是椪柑、柳丁最飽滿甘甜的時刻，產地以雲嘉南為主，北部的桶柑則要之後才熟成。柑橘一身是寶，果肉具有豐富維他命C，能抗氧化、消化健胃，促進新陳代謝。果皮還能增加烹調風味，乾燥後變成陳皮，更具有藥用價值，治療感冒與開胃，越陳越香越潤喉。

小小柑橘力量大，不只是台灣產量最高的水果，也是世界產量第一的水果。柑橘引進台灣也有久遠歷史，先民在一七八九年引進椪柑，然後一八一二年桶柑來報到，日治時期再引入柳丁，清代巡台御史張湄，就歌詠柑橘如繁星、如金鈴般可愛：「枝頭儼若掛繁星，此地何堪比洞庭。除是土番尋得到，滿筐攜出小金鈴。」

這麼可愛小巧的水果，也是農人辛勤種植的成果。像台南東山不只是龍眼王國，也以椪柑、柳丁聞名，果農會將龍眼葉與種子拿來覆土，減少雜草叢生，龍眼種子也會化成養分，讓柳丁生長的

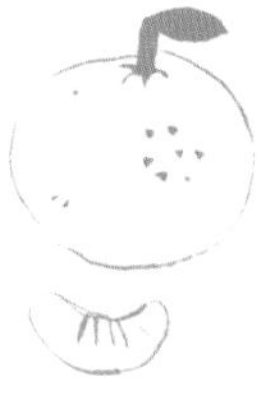

壤土更營養。

每年盛產也產生果賤傷農的效應，我們吃得開心，也要多想想怎麼也能讓果農大吉大利！

冬至節氣食物

冬至圓

冬至又稱冬節，以湯圓祭祖拜神，也是吃湯圓象徵圓滿慶團圓，更代表吃完湯圓就添一歲。冬至湯圓是以不加餡料、手工搓揉的紅白湯圓為主。台南有些地方的冬至習俗會用糯米包蘿蔔絲、花生粉、白糖、肉臊為內餡，捏成半圓形的菜粿，放在高麗菜葉上蒸熟來吃。客家人則稱湯圓為粄圓，冬至前一天吃不包餡的鹹粄圓，在湯裡加蔥、蒜葉、茼蒿、蝦米、瘦肉，冬至早上才用甜粄圓祭祖。

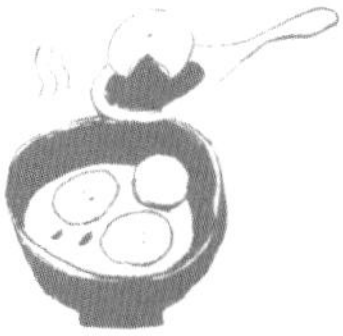

冬至食材表

菠菜	台中和平，南投仁愛，雲林元長、西螺、二崙
椪柑	苗栗卓蘭，台中東勢，雲林古坑，嘉義番路、竹崎、梅山，台南東山
柳丁	南投中寮，雲林古坑、竹南，嘉義民雄、中埔、番路、梅山、竹崎，台南東山、六甲、大內、白河、南化、官田
白腹鰆 土托鰆	台南、高雄、澎湖

旅遊文化曆

卑南族年祭

農諺說「日長長到夏至，日短短到冬至」，冬至的意義性在於黎明前的黑暗，過了這天，太陽又向北回歸線轉移，白晝漸增，夜晚益短。古人視冬至如過年般重要，才有俗話說：「冬至大如年」。

冬至也是一年結束前的高潮，台東卑南族的年祭，時間就從十二月廿四日到跨年的一月三日左右，透過接連而來的猴祭、狩獵祭、除喪祭、凱旋祭與圍著營火共舞的豐年祭，促進部落的團結互助與祈求豐衣足食，也成為旅人必遊的觀光饗宴。

卑南年祭有著智慧傳承的意義，猴祭是透過獵捕猴子來培養部落青少年的戰鬥意識，現在改由草猴取代真猴。接著是在長老帶領下，部落年輕勇士要進入深山狩獵三天，最後再下山與族人分享他們的狩獵成果來跨年。

卑南族最熱鬧盛大的聯合豐年祭在元旦舉行，包括南王、寶桑、知本、建和、初鹿、檳榔、泰安與利嘉等八社部落聯合舉辦，徹夜歌舞通宵，隔天清早再舉行各項體能競賽。

此時建和村也有特別的鞦韆祭，跨年之夜族人坐在由三十公尺高的巨竹支撐、以藤條編織座椅的鞦韆上，在拉扯鞦韆向上盪高時，綁在藤條上的鈴鐺會發出聲響，代表祖靈賜福，保佑未來一年平安順利。

冬至旅遊同場加映

1成功漁港：台東成功鎮是東岸重要漁產中心，冬天的白皮旗魚是經濟靈魂，來成功可以感受漁市的熱鬧氣息與味美便宜的海產。成功漁會、地標與路燈都是用旗魚圖騰，港邊保佑漁民的萬善爺廟，也供奉一尊旗魚神，非常特別。

2東河都蘭：台東東河鄉不只是東河包子有名，現在連都蘭糖廠都成為台東觀光重鎮。糖廠聚集音樂人、藝術家與各種創意人，有咖啡、音樂與特色小店，像是一個浪漫熱鬧、充滿自由即興的客廳。

養生運勢曆

少鹹多苦。

達觀進取；

冬至可以說是國人最為熟悉的節氣，每年的冬至大概都在國曆十二月廿二日前後一兩天，冬至時太陽正好到走到黃經二七〇度，陽光直射南回歸線，是一年裡白天最短夜晚最長的一天，冬至也是一年裡頭最寒冷的一日，但隨著地球暖化與外在環境的變化，此特性不再那麼明確。然而「冬至」的「至」帶著極限、頂點與高潮的含意卻是歷久不變的，冬至代表的是一年裡頭陰氣極盛陽氣至衰的節氣。古人的生活節奏是春耕、夏耘、秋收、冬藏，當節氣在冬至的時候，也代表一年的農作皆已經告一段落，應該要收耕休養生息、慶祝豐收，為即將到來的新年作準備，等到來年春天再開始農忙。

中國古代冬至，蚯蚓結，麋角解，水泉動，此節氣陽氣潛伏萬物生機閉藏，四處新雪覆蓋，層層疊疊，世界是一片白與黑的交織，景致很美麗。因此出生在這個節氣的人，往往外貌美麗與靈性兼備，性格神祕卻不陰沉，很受人歡迎。若進一步從漢代易學家孟喜流傳下來的卦氣學說，考察冬至所屬的卦象，將會發現冬至屬於坎卦初六，亦即代表克難出險的節卦，也象徵了內斂的特質，在冬至出生的人，在金錢與理財上想要有所斬獲，投資時需要有一個明確的方向，面對投資環境的阻滯或是低迷，應該視為常態，達

坤為地

坎為水

水澤節

觀的面對，將會有意想不到的好結果。感情上，精彩的生活雖然能夠豐富人生，然而剪裁簡約的感情生活，卻也另有一番風情，值得去體會嘗試；事業上若要有進展，則要避免過度劃地自限，鼓起勇氣跨出第一步，將會發現原來突破自己的格局居然不是一件困難的事情。

冬至養生守則

反應在人體機能的運作上，冬至所屬的冬季是「陽氣衰少、陰氣堅盛，巨陽伏沉」，人體的新陳代謝隨著季節入冬，節奏開始緩減。在冬至時，養生應著眼於「藏」。在心理層面上，冬日蕭條肅殺的景色雖美，但平均低迷的氣候，容易讓人意志也跟著消沉，為了避免這類因季節產生的情感失調，建議在白天的時候，多出門曬曬太陽。在飲食上，為了避免腎臟負擔太大，可採取少鹹多苦的進食原則，抑制旺盛的腎水。多吃黑豆與黑芝麻等黑色食物，可益腎強腎。

冬至開運建議

東北方可以加強事業和工作的能量，並有利於學業以及和公司內部的升遷；財運與健康則看西方；西南方有利家人溝通；西北方則對人際關係的活潑有所助益。

整體開運的顏色為紫色系，紫色加上藍色可以強化自我的能量；紫色與白色的組合能夠產出愛苗；黑色與紫色則能讓財運亨通。

小寒

國曆一月五日或六日

台南潟湖賞冬鳥
伸展筋骨好舒朗

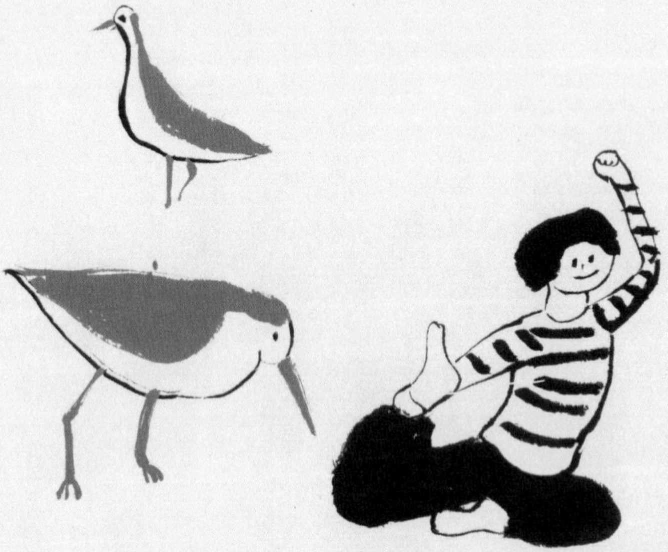

氣象曆

寒流一波接一波，中南部一年中最冷時期。

小寒和大寒是二十四節氣中的最後兩個節氣，也是最冷的時候。歷史觀測資料顯示，中部和南部在小寒期間是溫度最低的時候；北部和東部則是在大寒期間為最冷。這時期最大的特色就是寒流一波接一波，至於冷的程度則和聖嬰、反聖嬰現象及最近開始受到大家矚目的北極振盪有關係。

此時的天氣和溫度和冬至期間類似，冷空氣南下有穩定的規律，平均約四到七天有一次冷空氣南下的週期，對迎風面的北部和東北部來說，每次有冷氣團或寒流報到時，會先受到鋒面影響而開始下起毛毛細雨，溫度也明顯下降，冷的時間約可維持二至三天左右。之後隨著推動鋒面南進的冷高壓逐漸東移出海後，雨勢就會有明顯緩和，並有出現陽光的機會，溫度也會短暫回暖，約可維持三到四天。

只是和冬至比起來，小寒鋒面南下的頻率和冷空氣的強度都變得更高更多了，反應在我們日常生活中，就是天氣越來越冷，而且冷的時間越來越長。其中仍以北部最冷，平均只有15到20度，不過因為受到寒流影響，低於10度的機會也不少；中部受寒流影響的時間約比北部晚半天，也常有10度以下低溫出現，平均則為14到23度；南部則比北部晚半天到一天左右，不過也不是每次冷空氣南下都強到足以影響，因此相對來說較溫暖，平均為16到24度；而東北季風也較少影響到東部，通常風變大時，已經是北方高壓出海，轉為較溫暖的東風了，因此東部平均為16到21度。

冷的程度也會受到聖嬰或反聖嬰現象影響，通常反聖嬰年冬季較冷，聖嬰年則相反。不過另外一個因素「北極振盪」的影響程度更大，北極振盪指的是北極地區出現的低氣壓週期性變化，通常低氣壓很強時，將引發環流增強鎖住冷空氣而不致大幅影響北半球，稱之為北極振盪的正相位。反之在環流較弱的負相位時，冷空氣就會不斷傾洩而出，造成寒災。這幾年是否因為暖化造成北極振盪加劇，科學上尚無法有完整且充分的證據，但冬天的氣象報告，關注北極振盪卻也成為近幾年很重要的一個指標。

例如二〇〇九年底到二〇一〇年初的冬天北半球各地紛紛出現寒災，就是北極振盪負相位的影響，中國南方原本相當溫暖的福建和廣東等地也都紛紛降下大雪，北美和歐洲各地也都因大雪而交通大亂、損失慘重。一九六三年也曾發生過一次類似的情況，創下台灣有氣象觀測以來最低溫紀錄，台北市低溫跌破零度，中南部出現清晨地面結冰現象，那年一月台北市只有三天溫度高於10度。

小寒節氣期間要特別留意的當然就是保暖，並且多注意是否會有寒流南下，也要多關心家中長輩或幼童的保暖，尤其溫度驟降相當容易造成年老之心血管疾病患者不舒服，因此而致命的新聞也時有所聞。

小寒生活小叮嚀

1 留意是否有寒流或冷氣團南下，注意保暖。

2 注意室內空氣流通，以免造成一氧化碳中毒。

3 多關懷家中長輩穿著是否夠暖，以免併發心血管疾病。

小寒氣象資訊

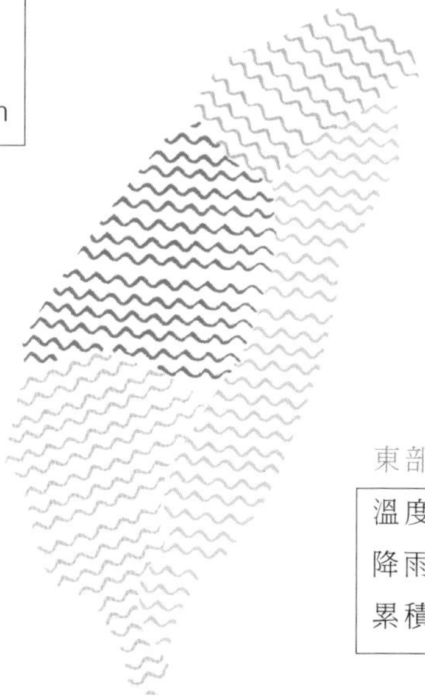

北部

溫度 15—20°c
降雨機率 39%
累積雨量 44mm

中部

溫度 14—23°c
降雨機率 17%
累積雨量 18mm

南部

溫度 16—24°c
降雨機率 7%
累積雨量 8mm

東部

溫度 16—21°c
降雨機率 44%
累積雨量 31mm

大白菜

在台灣，小寒是一年中最寒冷的節氣，根據氣溫統計，台灣每年最低溫都落在小寒而非大寒，俗諺「大寒、小寒，冷成一團」，都說明一月是一年中最冷的月份。寒冬吃火鍋最能取暖，火鍋最不能缺少的配角，就是煮得軟爛的大白菜當湯底，便宜又美味。

大白菜又叫包心白菜、結球白菜，易於栽種、耐寒也不易腐壞，含有豐富的纖維質與維生素C能促進新陳代謝，抗衰防老，消除疲勞，又比其他蔬菜更適合燉煮或長醃漬，難怪台灣俗諺說「十二白」，農曆十二月、也在小寒時節到農曆年最適合吃白菜。

中國北方也有俗話說「百菜不如白菜」，白菜古代稱為菘，古人曾以「初春新韭，秋末晚菘」來形容初春韭菜與隆冬白菜最美味，白菜真是冬季百菜之王。

白菜也是非常台灣的家常菜，從家裏餐桌到路邊攤、婚宴酒席，一大盤將白菜、扁魚、炸豬皮、蛋酥與蝦米融為一體、香氣濃郁的白菜滷，一定是桌上要角。不然就是臭豆腐配台式泡菜、黑輪攤子的白菜捲，或是酸菜白肉鍋，連獅子頭也不能沒有大白菜做襯底。

比台灣本島緯度高、冬天氣溫更低的馬祖，此時就以馬祖三寶「蘿蔔、高麗菜與大白菜」聞名，氣溫低保留了大白菜的甜度，不易下雨，也維持了脆度。

白菜越冷越甜，成為酷寒中溫暖的美食伴侶。

小寒節氣食物

臘八粥

農曆十二月又稱臘月，也是小寒時節，十二月初八是佛陀得道之日，傳統上這一天中國的寺廟會煮臘八粥分送信徒，民間也以臘八粥祭祀祖先、分送親友。臘八粥後來衍生成八寶粥，放入紅豆、綠豆、薏仁、桂圓、紅棗等雜糧。不過，台灣傳統上並沒有吃臘八粥的習俗。

小寒食材表

結球白菜	彰化溪湖、埔心、大城、埔鹽、竹塘，雲林元長、崙背、西螺、二崙，嘉義六腳、新港
茂谷柑	台中東勢，南投水里，雲林古坑、斗六，嘉義梅山、竹崎
海梨柑	新竹新埔、關西、芎林、橫山，苗栗卓蘭
黑皮旗魚	蘇澳

台南潟湖賞冬鳥

寒冬中最美麗的過客翩然降臨。

當東北季風吹起，黑面琵鷺便飛來曾文溪口過冬，也成為台南七股濕地最熱鬧的景象，近千隻貴客在濕地上覓食、發呆，海濱風景因鳥景更為壯麗，七股濕地賞鳥亭也成為最佳賞鳥地點。

同樣的，台南北門海濱潟湖也在冬季湧來上萬隻的黑腹燕鷗，清晨在附近漁塭覓食，傍晚返回潟湖蚵架上棲息，每天晨昏，萬鳥齊發，盤旋飛舞，共長天一色。

小寒到台南與候鳥一起避寒，充滿樂趣。面積一千六百公頃的七股潟湖，是全台最大的海岸濕地，河海相傾注的活水，潮起潮退蘊藏豐富海洋資源，吸引黑面琵鷺棲息，孕育新鮮蚵仔與無數珍貴的自然生態。除了賞黑面琵鷺，乘著觀光竹筏遊七股潟湖，還能觀賞歸巢、返回紅樹林棲地的白鷺鷥，另一批晚間遊客——夜鷺，也即將展翅高飛。

另外在北門海濱名為井仔腳的鹽田，是台灣最古老的、超過一百八十年歷史的人工曬鹽場，鹽田整齊排列如棋盤，鹽田如鏡，倒映天光，氣氛寧靜如畫，畫裡的黑腹燕鷗則活潑有勁。

小寒旅遊同場加映

1網仔寮汕：七股潟湖外圍有個孤立外海的浮洲「網仔寮汕」，乘觀光竹筏可以到此一遊，沙洲上長滿木麻黃林與馬鞍藤草，眼前是寬闊無邊的大海，可以在沙灘上漫步，找尋寄居蟹蹤影，享受一段遺世獨立的時光。

2烏腳病紀念館：來北門也能到烏腳病紀念館一遊。這是全台唯一以疾病、醫療史為主的紀念館，保存一九五七年發生在台南學甲、北門、嘉義布袋、義竹等地因為居民飲用含砷的地下水，導致四肢末梢血管硬化、組織局部壞死產生烏黑狀的烏腳病，由北門王金河醫師免費義診，為了紀念這段過程，診所成為紀念館，保存醫院、庇護工廠的樣貌，也讓人緬懷王醫師關懷鄉土的醫德精神，紀念館的建築呈現優雅的日式風格。

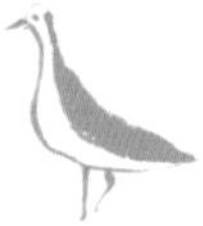

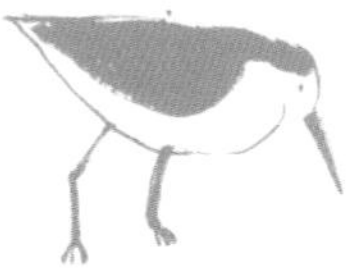

養生運勢曆

與人相親相輔；保健雙眼與脾胃。

過了冬至後，就正式進入暮冬。暮冬第一個節氣就是小寒，一個舊年度跨越到新年度的階段。小寒大冷人馬安，一般來說，小寒的氣溫會比冬至稍微更冷一點——而且是一年之中最寒冷的節氣之一，同時不會再有打雷的現象。此外，小寒時值農曆十二月（又稱「臘月」），在中國傳統習俗上，農曆十二月八日，人們會進食臘八粥煨暖脾胃或用以祭祀，古代的小寒也是一年中的尾牙季節。

小寒是一個年末和一個年初的交接節氣，也因此小寒多少帶有「舊去新來」、「承先啟後」的況味。反應在十二消息卦的卦象上，小寒屬震下坤上的「復」卦。易經中以「反復其道，七日來復，利有攸往」描述本卦，復通複字，代表「一元復始」、「重新開始」不斷前進的意思。出生於小寒的人，正如經歷了一年四季的流轉，在週而復始的時刻，汲取了前述的經驗與體驗，性格謙忒外柔內剛，行事有自己的法則卻不會去強逼他人。反應在事業上經常是契機的開始；感情雖然含蓄卻隱隱帶電；財運上最重要的在於探索出一種可以持續累積財富的模式。

若進一步從漢代易學家孟喜流傳下來的卦氣學說，考察小寒所屬的卦象，將會發現小

䷗ 地雷復

䷜ 坎為水

䷇ 水地比

寒屬於坎卦九二，亦即眾星北拱、和樂無間的比卦。因此，出生在小寒的人，想要在人際關係裡累積破冰、投資理財有所增進、工作事業有所成就、愛情與婚姻和諧順遂，所求不大時通常能夠稍有斬獲，但是操之過急或求之過大便不容易成功，協調與尋求有利的人幫助，與人相親相輔，將是小寒出生之人，迎接美麗人生的關鍵。

小寒養生守則

處在一年最冷節氣之一的小寒，生活作息宜採早臥晚起、等待日光的基本原則，尤其天寒地凍，在床上醒來之後應該避免立刻下床，給自己一到兩分鐘的緩衝時間，深呼吸幾次，再行下床。雖然天寒地凍，但仍應開啟氣窗，讓房內氣流流動，保持空氣清潔與流通。此外，由於肌肉黏滯性增強、空氣乾燥、體溫相對較低，在運動時宜花更多的時間進行筋骨的伸展，如此才能有效消耗脂肪並改善身體機能。雙眼和脾胃保健是小寒時節的重點。

小寒開運建議

東方有助啟迪家運；西方主財運；西北方能豐富人際關係；西南方護佑出入平安；南方可以提升課業專注力以及公司內部的升遷、廠商之間的互動。

整體開運顏色為橙色；橙色與藍色系的組合，能夠引來愛神眷顧；與綠色系組合則能帶來財富。

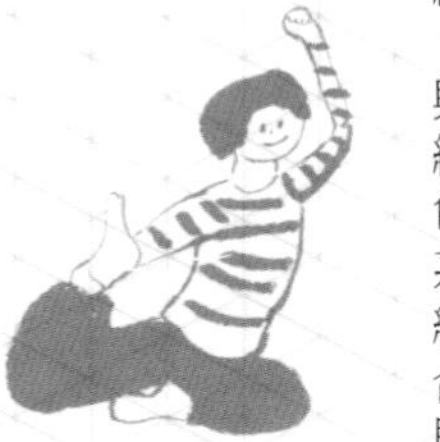

大寒

國曆一月二十日或二十一日

寒流來襲乾又冷
潤餅刈包慶尾牙

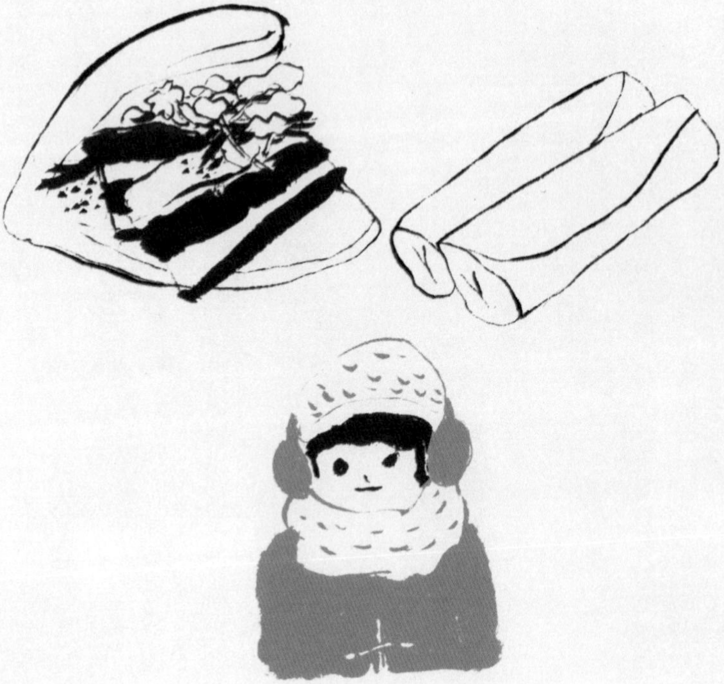

氣象曆

寒流來襲，又乾又冷，北部東部一年中氣溫最低。

大寒在二十四節氣中原為一年當中最冷的時候，不過在台灣只有北部和東部符合此特性。其溫度和天氣型態都和小寒差不多，時有強烈冷氣團或寒流報到，而寒冷的天氣會一直持續到隔年的雨水節氣。這段期間可就要留意北方來的冷氣團。

一般來說冬天從北方南下的冷空氣，無論多強，都可泛稱為冷氣團，代表該天氣系統的特性是冷的，不過在台灣的天氣預報上則有針對冷氣團冷的程度，給予不同的名稱。主要分別就在於該冷氣團可能讓台灣降到幾度。如果會讓溫度降到攝氏10度以下，則稱為寒流；若降到12度以下，則稱有強烈大陸冷氣團；14度以下則為大陸冷氣團。其中加上大陸二字是指該冷氣團發源於大範圍的陸地，若發源於海洋，則稱為海洋性氣團，而不是指中國，可不要搞混了，因為這幾年氣象也常被政治化，「冬天中國放冷氣讓台灣凍傷」，或是「中國放沙塵暴襲台灣」，都是令人啼笑皆非的話題。

其中影響我們生活最顯著的就是寒流，常會讓台灣各地氣溫降到10度以下，有時僅維持一天，最長有達十天的紀錄，得視冷空氣的強度而定。而寒流南下最常走的路徑則有四種，第一種是發源於北極海和西伯利亞，經過蒙古再南下到達中國華南及台灣。第二種則來自貝加爾湖以北的西伯利亞地區，也是南下經過蒙古，不過中高層到達中國東北及華北後會東移，低層冷空氣則持續往南到華南及台灣。第三種就比較遠了，源自於歐洲，再經過新疆及青康藏高原南下。第四種則是第二和第三種的合流。

無論是哪一種，都要特別注意保暖。由於大陸性氣團帶來的空氣較乾燥，很容易造成皮膚龜裂，也要特別注意身體皮膚的保濕。

「大寒不寒，春分不暖」意指如果大寒期間不夠冷的話，那麼到春分溫度可能都還不會有明顯回升。古人似乎很早就觀察到這樣的現象，通常寒流最強、頻率最高的時候是每年的一至二月，不過二〇〇九年年初的二月和三月溫度好像剛好反過來，二月溫度異常偏高，好像春天馬上就要來臨，結果三月卻不時有較強烈的冷氣團南下，也創下同時期的低溫紀錄，應驗了先人的智慧。

現代社會中，許多公司行號都會在大寒期間舉辦尾牙，犒賞大家一年來的辛勤工作，席宴間不免要多喝幾杯，提醒您千萬不要冒險開車。另外也要注意溫差，此時室內外溫差很大，酒後造成心跳加速、血管擴張的情況之下，若突然曝露在室外的寒冷空氣中，很容易因熱脹冷縮而造成突發性的心血管疾病，嚴重的話還可能會致命，喝酒可以保暖更是一個錯誤觀念。

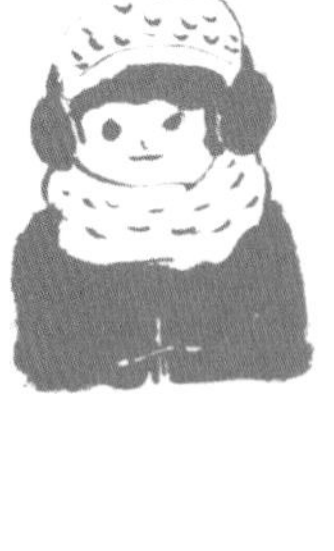

大寒生活小叮嚀

1 注意保暖保濕，及保持室內空氣流通。

2 常注意是否有發佈寒流或冷氣團南下的消息。

3 勿飲酒保暖，注意室內外溫差。

大寒氣象資訊

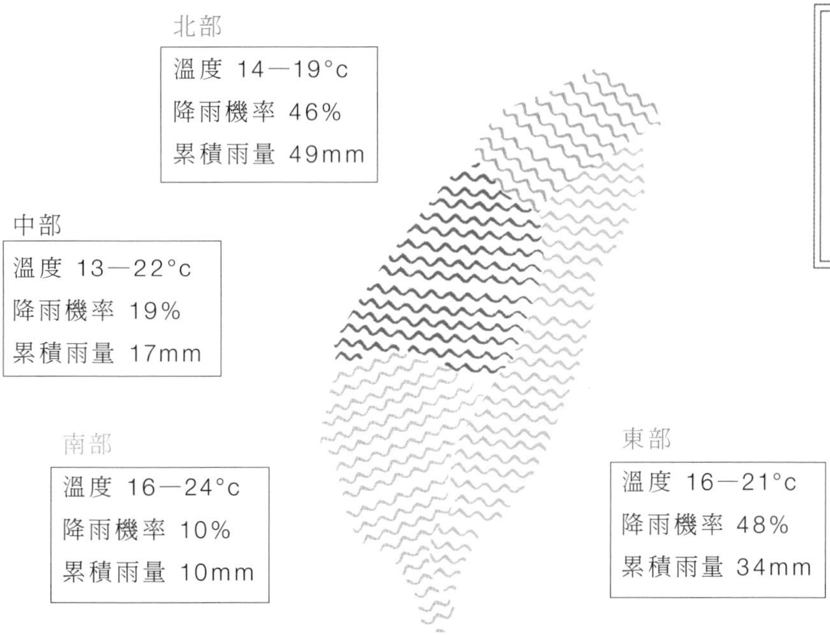

食材曆

草莓

草莓從立冬開始現身，在酷寒的大寒展現最甜美的冷香，台灣草莓的品種在名稱上也很華麗，有從日本引進的春香與豐香，也有本土雜交育種的豔紅。

小小草莓擁有大大的營養價值，草莓含有特殊的鞣花酸，能抑制一些致癌物質，還有大量的維生素C，幫助抗氧化，熱量低纖維高，美容又養顏。

來自溫帶的草莓，在台灣栽培歷史並不長，一九三四年、日治時期引進之後，先在陽明山試種，再傳到蘆洲、金山，嬌貴的草莓小姐，一開始在亞熱帶的台灣水土不服，因為不耐高溫與潮濕，無法大量栽種。一九五八年有位大湖農民從蘆洲帶了一些種苗回大湖栽種，沒想到無心插柳，反而讓大湖成為草莓之鄉。

四面環山的大湖，日夜溫差大，冬季乾旱不易起霧，陽光充足，土壤是砂質壤土，成為孕育草莓的天堂。剛開始大湖種草莓的人並不多，種植的品種比較偏酸，以加工製成果醬為主，果農發揮客家人勤奮的個性，不斷從日本引進品種加以改良，也轉型為觀光果園，讓人可以實地一親芳澤，我們才能在寒冬嘗到當令的限定美味。

嘗到草莓，就知道春天腳步不遠了。

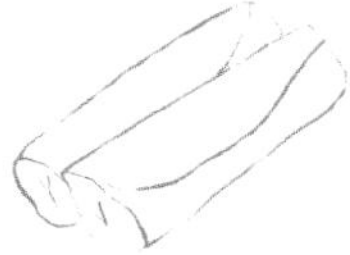

大寒節氣食物

潤餅、刈包

大寒也是一年結束前的高潮，氣候嚴寒，但是家家戶戶忙過年，非常熱鬧忙碌，每月初二、十六祭拜土地公，二月初二是頭牙，十二月十六則是尾牙。尾牙就是年終最令人期待的盛宴，北部人的尾牙傳統是吃潤餅，也有吃俗稱「虎咬豬」的刈包，裡頭包熬煮入味的五花肉或瘦肉，加上花生粉、酸菜與香菜。

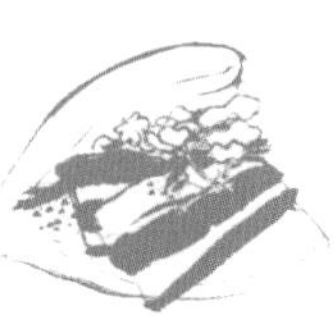

大寒食材表

包心芥菜	苗栗西湖、公館，彰化竹塘、大城，雲林斗南、虎尾、西螺、二崙、大埤，嘉義水上、太保、朴子、大林、新港，台南下營、白河
草莓	苗栗大湖、公館、獅潭、三灣，南投國姓，宜蘭三星
赤鯮	基隆、淡水、澎湖

北投泡湯

大寒時節，寒流來襲，少數讓人開心的應景活動就是泡湯。在台北泡湯，最有歷史風情的是北投溫泉。紗帽山、大屯山與七星山火山岩圍繞的北投溫泉，在寒冬中撫慰無數人的身體與記憶。

百年溫泉鄉，越冷越凝香。北投原本是以種植稻米、蔬菜與鳳梨為主，即使有溫泉，農家也沒有泡湯的習慣，一直到光緒十九年、西元一八九三年，德國貿易商奧里（Quely）在北投發現溫泉，隔年開設溫泉俱樂部招待朋友，台灣溫泉才被正式開發，緊接著一八九六年日本人平田源吾在新北投成立全台第一家溫泉旅店天狗庵，開啟了台灣溫泉熱潮。

日治時期，北投溫泉成為台灣文人休閒娛樂的場所，當時詩人魏清德寫下：「新北投連舊北投，溫泉鄉裡恣豪遊。盡知歌舞堪行樂，誰識山林易感秋。」另位詩人林朝崧偕友來北投旅遊泡湯，也寫著：「同行五六人，爭浴汗流顙（音嗓，指額頭）。予亦試探湯，隨波聊俯仰。」

北投溫泉的歷史人文，形成獨特的觀光產業，例如北投酒家菜融合日治時期的和漢料理，國民政府來台之後，名流富商都來北投縱情玩樂，店家將和漢料理、台菜與中國八大菜系融合，吸納各路精華，呈現華麗費工的「手路菜」與那卡西文化。

現在北投溫泉不再神祕，卻更平民。從新北投捷運站下車，沿著北投公園、北投溪往上走，越冷煙霧越瀰漫，兩旁與巷弄中都是大大小小的溫泉旅店，如果不泡湯，這裡也是個適合散步的小小溫泉鄉。

泉源路、溫泉路、銀光巷，這些路名讓蜿蜒山路像是無數條浪漫湯道（溫泉小路），有如日本徘句詩人松尾芭蕉在《奧之細道》吟詠的「山中毋須折菊，溫泉凝香」。

在北投湯泉中，裸身對大寒做最浪漫溫暖的告別，立春就要來了。

大寒旅遊同場加映

1北投公園：新北投捷運站出來就可以看到北投公園，北投公園也有百年歷史，公園內有許多日式建築，像近百年歷史的溫泉博物館，前身是仿日本靜岡縣伊豆杉溫泉建立的北投溫泉公共浴場，內部有像游泳池這般寬大的浴場，周圍拱形的牆，充滿羅馬公共浴室風格。公園內的溜冰場、日式拱橋、樹林與有綠建築精神的北投圖書館，都值得慢慢走、慢慢逛。

2北投溫泉路銀光巷：銀光巷指的是從台銀舊宿舍到盡頭善光寺之間的巷道，這是一條清幽綠徑，沿路的生態景觀豐富，擁有熱帶、溫帶與寒帶植物，以及從遠古生長到現在的蕨類，爬上山頂的善光寺，可以眺望大北投地區，小健行兼賞植物，是另種體會溫泉鄉的方式。

養生運勢曆

精神寧靜養藏；注意腎的保健。

大寒約是每年國曆的一二月，也是農曆年的過年前後，在大多數人的記憶裡，大寒是一年最寒冷的時候。同時，可以說是新的一年的開始與即將過去的一年的結束。在此交接的節氣，自然界氣候寒冷乾燥，水冰地坼，萬物蕭條草木凋零，動物進入養藏的冬眠時刻，人間則在為舊曆年的到來準備。

在十二消息卦中，大寒是小寒的延伸，同屬象徵舊去新來、往復而來的「復」卦。這和中國的四季輪替的時間觀相當切合，一方面時間不停的往前，一方面這種不停前進的時間又會回到原點，因此時間行進的方式，正如同螺旋一般的上升前進。大寒是一年陰氣最盛陽氣最衰的冬至之後的第二個節氣，正逢初昇的陽氣遭遇到至大陰氣的節氣，從卦象上大寒節氣意味著「地內有雷」，所以說出生在大寒的人，通常外表和行事作風比較謙和柔順，不過內心卻保有自己的基本原則和守則，整體而言，對內對外都懂得尊重與依循事物的發展而順其自然，不會有暴力相向的舉動。這種個性反應在事業態度上，可以在大方向不變的前提下，尋求微小的細節變革；財運上先苦後甘；感情則因為熱在心裡，往往容易形成單戀的狀況。

地雷復

坎為水

水風井

若進一步從漢代易學家孟喜流傳下來的卦氣學說，考察大寒所屬的卦象，將會發現大寒屬於坎卦六三，亦即坎上巽下的井卦，心如井，迎來順受。一般來說，出生在大寒節氣的人，事業要有所成，財庫想要滿盈，人際關係想要圓融，愛情婚姻想要幸福，主動發動攻勢不是智慧的方法，修藏反而是較為聰敏的態勢。面對各種最糟糕與最好的狀況，如果能夠既不患得也不患失，將眼前的結果視為常態，並充分修治自己，發揮性格中燃燒自己，為人服務創造福利的一面，最後自然會得到福報與回饋。

大寒養生守則

在此雷在地底、火在地下，陽氣初昇、仍屬隆冬的大寒節氣裡，生活上最重要的在於養藏。《黃帝內經》以「精神內守，病安從來」來說明養藏的重要性。萬物蕭條的冬天，在精神上保持寧靜，才不會為外界蕭瑟風景的干擾所苦，而產生季節性的感情失調。在身體養生方面，飲食上以多攝取補腎填精的食物，食物顏色可以黑色為主。作息上可佐以腰部按摩的簡易補腎氣運動（即將雙手搓熱後，分別放在腰部往下按摩直到產生熱感）。

大寒開運建議

東方有益家庭生活；西方對財運有護持的力量；西北方能改善人際關係；西南方對出外平安具有功效；南方可以提升聚焦的能力以及公司內部的升遷與人和。

整體開運顏色為橙色；橙色與白色系的組合，能夠讓愛人眼睛一亮；與綠色系組合則能帶來財富。

附錄

溫故知新國民曆小事典

彭啟明／李咸陽解說

國民曆中的氣象須知

節氣雖有其依據，是一種經驗的平均值，但天氣為地球內部變動之流體，近年來又受全球暖化、聖嬰及反聖嬰現象或北極振盪影響，幾乎每年都有劇烈天災發生。節氣和真實氣候的關係，什麼是正常，什麼是不正常，或不正常是正常，正常是不正常，常讓人搞不清楚，若不加以修正及解釋，對大眾的實用性將大大降低。而我們趁此機會，把近五十年來台灣的氣候特徵做紀錄，也為以後變動中的地球留下見證。書中氣象曆常提及的聖嬰及反聖嬰現象或北極振盪影響，以下解釋之。

聖嬰和反聖嬰現象

聖嬰和反聖嬰現象使得包含台灣在內的東亞、美西，甚至是全球的氣候都變得越來越難以預測。

聖嬰和反聖嬰現象是東太平洋海溫變化而引發的氣候異常，當該年海溫相較於平均值高過零點五度時，則稱為聖嬰現象，反之若低於零點五度則是反聖嬰現象。由於海溫會對大氣層加熱，因此看似微小的海溫變化其實會引起大氣的連動，根據科學家觀察，在聖嬰年的颱風生成個數比較多，也比較強，但侵台的個數可能會比較少，反聖嬰現象發生時則相反。

另外聖嬰年會使得台灣較容易出現暖冬，隔年春雨多，反聖嬰年則易有冷冬。但光以此也很難確實去預估該年氣候特性，因可影響的變因太多。例如二〇一〇年底，原本多數氣候預報單位都認為聖嬰現象將帶來暖冬，結果該年卻奇冷無比，主因則是北極振盪的影響。

北極振盪

北極振盪指的是北極交替出現的氣壓周期變化現象，當北極上空外圍的低壓環流較強時，將引發環流增強鎖住冷空氣而不致大幅影響北半球，此時冬天溫度也會比平常來得高。當低壓環流較弱時，冷空氣常隨著流洩至北半球，此時冬天將會變得更冷。

比較麻煩的是北極振盪可預報度很低，平均大約每十年發生一次，但只有一到兩周的可預報週期，而且可影響的範圍是包含北半球大部份地區。

近年來也有些探討，是否因為全球暖化後，北極振盪發生的頻率及方式會因此改變，尤其未來再一二十年後，北極的海冰在夏天時可能會全部融化，冬天再結冰回去也可能結得不夠多，如果北極冬天不再那麼冷，那氣象教科書上許多的理論是否又要重新調整，像這樣暖化與很多原來正常的氣候循環現象結合在一起，到底會形成什麼樣不可知的情境，甚至不斷刷新過去的災害紀錄，都讓我們在省思未來氣候異常的議題時感覺相當棘手。

國民曆中的節氣命理論述

在本書中，我們選擇以節氣做為運勢部分的論述主軸而不是一般通俗的生肖，一方面著眼於節氣能夠貫通本書氣象、食材、旅遊、運勢四大主題，另一方面，則是節氣與運勢的連結，能夠清晰地用《易經》所揭櫫的天地法則予以描繪，進而勾勒出了解運勢真實面貌的入門軌跡。

《易經》的架構起源於古人對自然現象的觀察，發現天體運行、晨昏寒暑、萬物變遷似乎都按照著一個規律的法則巧妙運作，透過長時間不斷的記錄與歸納發展出簡易卻實用的符號，也就是八卦（後人多奉伏羲始畫八卦之說）。

八卦成形的起源有許多種說法，最被廣為接受的，是緣自於天體與氣候之間的關係，透過日月的運行軌道與明暗、冷熱、寒溽變化等記錄，發現夏至（晝最長）、冬至（夜最長）而有陰陽兩氣的概念，加上日夜均等的春分、秋分而有四季之分，且四季的氣候並非一成不變而是漸進消長的，以此又將春分到夏至訂為太陽、夏至到秋分訂為少陰，秋分到冬至訂為太陰，冬至到春分訂為少陽而統稱成四象。四象的陰陽消長，例如春分到夏至的太陽，又再化出乾、兌兩卦。以此類推，於是產生了乾、兌、離、震、巽、坎、艮、坤八個卦象（圖二），此八卦的乾一、兌二、離三、震四、巽五、坎六、艮七、坤八乃是先天

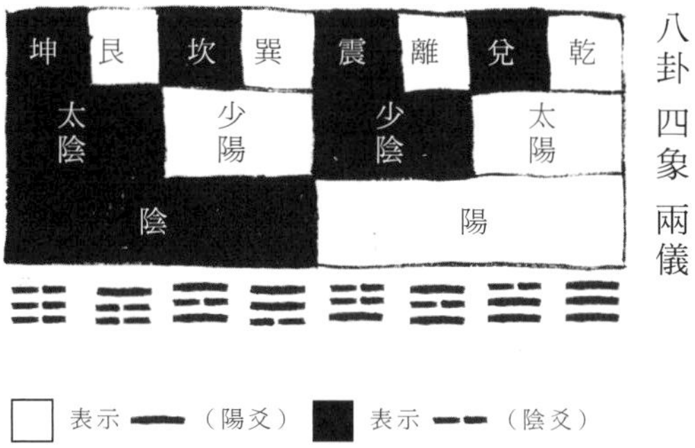

（圖一）

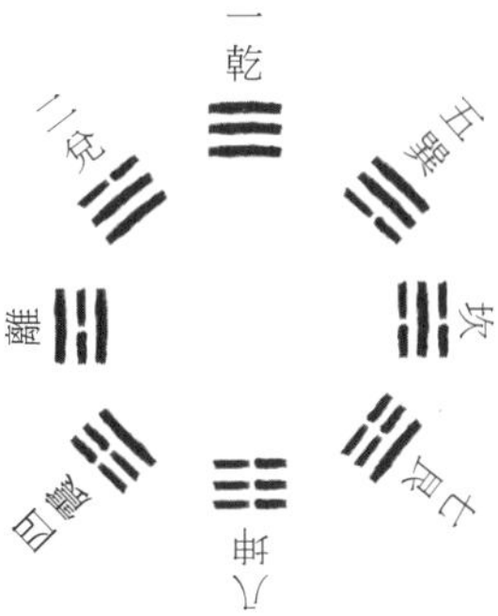

（圖二）

化育自然而生的順序，因此稱為先天八卦（圖二）。

要注意的是，先天八卦的畫分據信與地球繞太陽公轉有關，也與地球自轉、月球繞地球有關，因為地球的萬物，在《易經》陰陽二元論（萬物有陰必有陽，有陽必有陰，陰陽不能單獨存在）的概念下，若沒有太陽與月球的協同作用是無法產生的。因此四象各自消長而形成八卦的機轉，不能單純用氣候來建構和闡述，而必須增加其他參數，以滿足八卦用來類比萬物的需要。為了方便後人理解，於是透過客觀的觀察確立出陰陽消長後所具體成形的八種自然直觀來說明。其中乾卦代表天、兌卦代表澤、離卦代表日、震卦代表雷、巽卦代表風、坎卦代表月、艮卦代表山、坤卦代表地。這些自然界的直觀之所以拿來做為代表，乃是基於這些直觀是該卦能量展現的極致（當然是指人類當時在地球所能理解的）。但就卦的內涵而言則不止於此，而是包羅萬象。可以被這八種直觀相類比描述的各種事物及現象（萬物類象），均盡納於內。拿乾卦為例，乾卦既可象徵天，也可以象徵馬、晴天、君主、首都、頭、肺、秋季等等，而萬物既然都可以納入卦中，則原本毫無干涉的萬物之間，就可以用卦來做為互動對應的元素。

本書由節氣推演出運勢及個性、養生的立論，即是以此為基礎而衍生，這些聯想看似沒有特別嚴謹的定義，比較是一種邏輯上的推理，而且還能因時因地制宜保持彈性，但仔細研究，則具備「混沌理論」（起源於1963年美國氣象學家愛德華．諾頓．勞侖次Edward Norton Lorenz，後來在各領域被廣泛引用，該理論認為，當某些條件同時滿足，一隻蝴蝶鼓動翅膀有可能引起遠方太平洋的一場風暴。）和「模糊理論」（起源於1965年美國加州柏克萊大學Berkeley的柴德L.A. Zadeh教授，在《資訊與控制》Information and Control學術期刊上所發表的論文。根據該理論，不確定的推論加上不清楚的概念，反而有可能最接近真實的描述）的概念。

至於何以一卦要用三爻（爻字由上下兩個交叉組成，象徵陰陽相交之意）。依筆者的研究，是基於象與數兩種認知，以一數為陽、二數為陰，三數又為一與二之相合，因此以三數象徵萬物必須具備陰陽方始生，唯有負陰抱陽才能衍化萬物；且用數學的簡單計算，用以標記八個不同卦象最簡的形式，就是一卦三爻，每一爻有陰、陽爻兩種可能，故三爻的變化即是2×2×2＝8，正好是八種卦形。

由於二十四節氣的出現起於秦漢，其中漢代的孟喜取八卦中的坎、離、震、兌四重卦（上卦與下卦屬於同一卦象稱為重卦），以每重卦的六爻分別代表六個節氣，定義出卦氣與二十四節氣的關係（圖三），例如冬至，即為坎卦初六，因此冬至所屬的卦象即是坎為水卦及其初爻由陰轉陽的水澤節卦。雖然同時期的京房及後世仍有不同見解，但由於此說與十二消息卦（圖三）用卦爻陰陽消長來說明十二個月氣候變化的概念相仿，且驗其卦理亦多合，因此在本書中據此說加上十二消息卦予以合參，用以詮釋不同節氣出生者運勢的表徵。本書各節氣運勢曆標題下，即依序分別陳列十二消息卦，坎、離、震、兌四重卦，以及節氣所屬重卦的變爻，提供讀者參考。

本書文中並參考《黃帝內經》的內容提供讀者透過內外調養的過程修養身心以期強化運勢，黃帝內經中有云：「天有四時五行以生長收藏，以生寒暑燥濕風。人有五臟化五氣，以生喜怒悲憂恐。」又云：「是以嗜欲不能勞其目，淫邪不能惑其心，愚智賢不肖，不懼于物，故合于道」。都是說明人與自然之間的脈動其實息息相關，若能調和天地之氣增益身心，就能不受外物的奴役，如此合于道，與天地和合，運勢自然與日增進。

節氣卦分圖

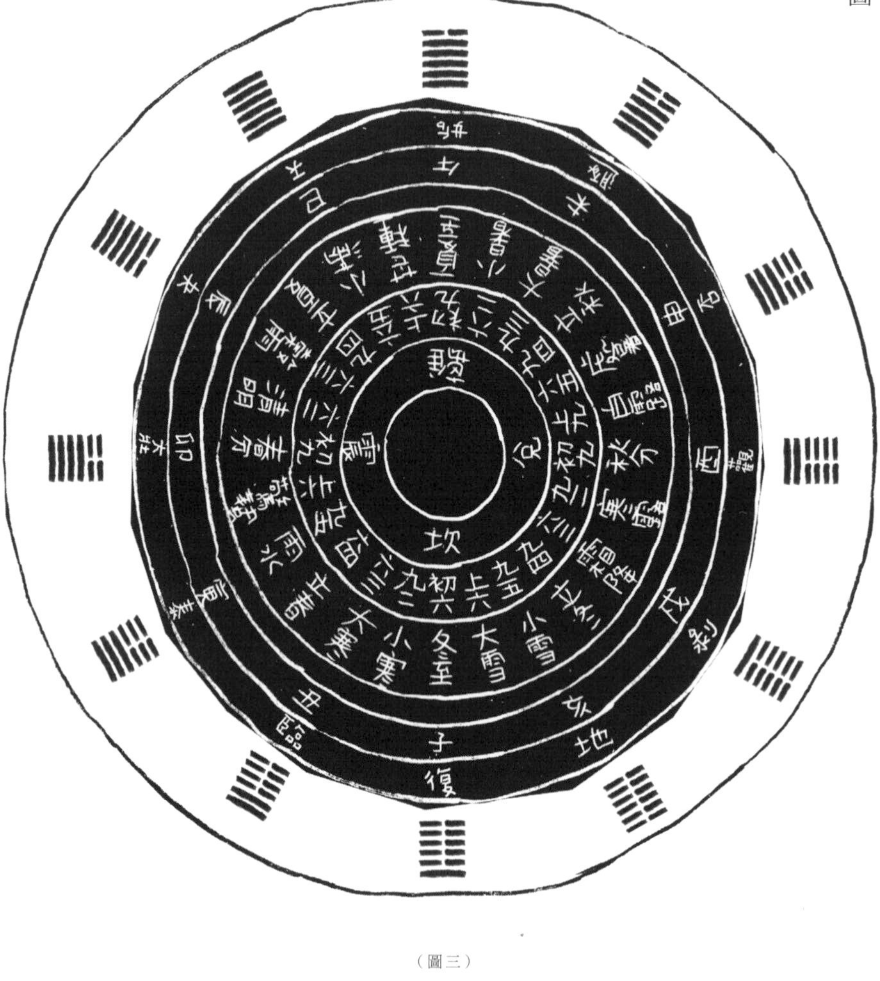

（圖三）

傳統農民曆的宜忌脈絡

「宜忌」，在傳統農民曆中佔有重要的地位，宜忌也可稱為擇日、擇吉、剋擇，其他也有稱為涓吉（涓，取其篩選之意）、諏吉（諏，音同謅，選擇之意）等，宜忌的目的，是為了替特定的目的或作為，例如結婚、喬遷、開市、殯葬、入宅等等，選擇一個良辰吉時做為遂行的時機。「宜忌」最早出現的時間，大約初構於漢代，根據學者的研究，當時的曆書充滿各種注記，稱為「曆注」，內容包括對於作物的描述、氣候的說明、以及重要行事的建議等等。但考察我國現存最早的農事曆書《夏小正》中的敘述，曆書中的文字記載方式，比較像是針對農業上的需要而注記，因此配套記錄了星體的位置、動植物生長的狀況，並且技巧地將祭祀的時間、緣由和自然界的規律連結，例如《夏小正》中便有記載：「祭鮪。祭不必鮪，記鮪何也？鮪之至有時，美物也。鮪者，魚之先至者也，而其至有時，謹記其時。」

《夏小正》對於曆法中農時畋獵時機的認定，是根據多項自然現象的綜合判斷。據此可以理解，隨著記載日多，累積相當足夠的經驗法則，因此開始歸納出農事及其他民事、政事進行的周期，是相當合於邏輯的作為，因為這有助於人類社會在進行某事時，可以預做準備，以達到最大成效。因此，我們可以推測，漢代之前更早期的曆注一開始可能只是基於事實描述，但經過長久的統計和驗證，逐漸有了規則，因此形成了「宜忌」的前身。

再加上中國的曆法是以天干地支的組合來記錄，而天干地支從字義上來看（指十天干：甲乙丙丁戊己庚辛壬癸和十二地支：子丑寅卯辰巳午未申酉戌亥）亦咸認為是用植物生長的周期變化來做為曆法記錄的代號（例如甲代表破殼，植物破土萌芽；乙指植物初出地面，呈彎曲狀；丙指植物生長旺盛；子有增多之意，也代表植物萌芽的階段，丑則有柔軟彎曲之意，代表植物初生長時彎曲的狀態，寅有活潑生動之意，象徵植物開始成長的狀態。）

故之後「宜忌」的定義與天干地支有密切關係，也就不足為奇了。例如較為大家熟悉的天乙貴人，就是用天干的相合關係，來定義地支何者為天乙貴人，比方說在逢「己」之年（或逢己之日），由於天干的「甲」與「己」在關係上是互助和合的，因此甲與地支最初鏈結的地支「子」若位於年月日時的地支（天干和合之氣可以通根於地支），就被認為是善神系統中能解一切凶厄的天乙貴人所駕臨之處。類似這樣的說法雖然完全是基於對天干地支性質上的理解所進行的邏輯推演，並且據此發展出相當繁複的神煞系統，但中心思想卻完全符合中國人的社會觀、宇宙觀與生命觀，認為天地之間一切事物的演化芻變，都必然可以用一種統一的理論（陰陽、五行、干支、八卦等等）來加以闡述。雖然後續隨著術者所使用的術數工具日多，如九星、奇門、河圖洛書、二十八星宿、納音十二律等，也被拿來定義神煞（善神凶神的統稱），但大體上仍不脫以天干地支為發展原型。從這個角度來看，「宜忌」的源頭，既然並非肇始於鬼神信仰，後人以其吉凶定義與農民曆或通書中所提到的善神、凶神有關，因此認定「宜忌」荒誕不經，也就過於武斷。因為善神與凶神的名稱，只是用來識別不同天干地支組合的吉凶性質，目的和每個人都必須有個姓名以資識別的理由並無二致。

然而，「宜忌」神煞的定義及種類，卻因為巨大的商業利益及民修之風日盛而演變成百家爭鳴的現象。過去曆書所記載的內容是官方政事及民間農獵漁牧擇時用吉的重要準則，並由官方頒布實施，雖然歷代都有私修的情況，但仍以官方頒布為主。清朝乾隆皇帝所編修的《協紀辨方書》中就登記了「御用六十七事」、「民用三十七事」。但以清朝為例，當時全國幅員過大，官方頒布後的版本若要送到各地，曠日廢時，恐誤農事，因此民間自訂之風甚盛。在乾隆之前，發行黃曆的各家為求標新立異，往往自訂神煞，以求獨樹一幟，疊床架屋的結果，導致「宜忌」內容自相矛盾。雖然之後《欽定協紀辨方書》中刪除了舊曆中沿襲下來許多不合時宜的神煞，稍減莫衷一是的窘況。但由於神煞系統並無絕對嚴謹的判定標準，例如同一日中可能適合嫁娶的善神、凶神經常並存，因此在判斷上，又仰賴著發行者對於不同神煞孰輕孰重的自由心證，導致各種版本中對於某日是否宜於嫁娶，常有不同定論。以目前現存的版本，某日到底適合或忌諱哪些行事的，至少仍有五、六種以上的說法。加上「宜忌」自乾隆之後再無官方的增刪修訂，缺少官方的認證，使「宜忌」在現代演化的過程中科學知識參與的公信力失去有力的支撐，毋寧是相當可惜的一件事情。

如何以國民曆的現代精神來看待宜忌

這樣說來，是否代表「宜忌」應從歷史的洪流中被剔除？如同上述，「宜忌」的起源最初乃是基於人類集體社會的需要，而這個需要迄今仍然存在，只是形式不同。例如每年國曆的第一天訂為元旦、農曆八月十五訂為中秋、各式各樣基於某種需要訂定的節日以及節日所進行的儀式（例如元旦升旗、中秋啖月餅等等等），都是一種用來聚焦社會生活的手段，「宜忌」和這些儀式相同，或多或少都有制約的效果，使一群人在某個特定的時間規範於某種行為，對當事人而言，這不僅不被認為是某種不當的約束，反而是歸屬感的來源。那些抨擊「宜忌」限制了社會活動不能正常發展的人，顯然並沒有用同樣的標準來看待兩者。其他如公司行號訂定屬於自己內部的行事曆、家庭訂定屬於家人必須共同遵守的行事規約，同樣都是基於實質的需要，但未必能放諸四海皆準。因此這些規範，若都要從科學上去檢驗其合理性，並進一步要求其普遍性，則必然不能歸納出絕對的標準。例如在美國，聖誕節是國定的假日，但在台灣則是行憲紀念日。宗教因素在很多國家可以成為法定假日訂定的理由，但在台灣，這卻是不存在的選項；而在回教國家，吃豬肉是普遍的禁忌，但在印度，吃牛肉才是。換個說法，如果有一群人說他們信奉阿拉因此不吃豬肉，這件事情之所以成立，是基於回教教義，與他們是否處在回教國家則又無必然關聯。這表示人類社會宜忌的存在有其文化、宗教、歷史等背景，但卻不限於只有國家或某個組織才能產生，任何群體之所以服膺某種宜忌，可能是基於其它任何理由。因此擇日學中的「宜忌」既然是以天干地支為依歸，對於相信天干地支確實會觸發某種吉凶效應的人而言，便有存在的價值。因此，「宜忌」和其他構成生活依循的準則相同，都只是一種多樣性的表現形式（諷刺的是，研究整個世界的發展歷史，人類之所以發生戰爭或者衝突，絕少因為是順從多樣性的發展，反而是對於多樣性的抗拒及排它而發生）。因此真正該被關注的並非是這些基於多樣性發展出來的準則該不該存在，而是這些準則是否會阻礙其它多樣性準則的發展。老子云：「人法地，地法天，天法道，道法自然」，宜忌以天干地支為架構既然遵循了自然的法則，在建構了規律性的同時，同樣也服膺於多樣性的發展準則，並行不悖。

對於宜忌的運用，信而不迷是最好的態度，誠如乾隆皇帝在《欽定協紀辨方書》序言所說：「夫協紀辨方者，敬天之紀。敬地之方也，一作止，一語默，天地實式臨之，況其大乎。如曰：如是則吉，如是則凶，如是則福，如是則禍，則明者所弗道也。雖然敬不敬之間，吉凶禍福隨之矣。」

Taiwan Style 85

樂活國民曆（增修新版）
懂天意，食當令，遊在地，開好運，
疫後必備新時代節氣生活指南

作　　者｜彭啟明、洪震宇、李咸陽

編輯製作｜台灣館
總 編 輯｜黃靜宜
執行主編｜張詩薇
美術設計・插畫｜王春子
行銷企劃｜叢昌瑜、葉玫玉（初版）
沈嘉悅（新版）
校對協力｜黃志偉、賴忠瑋

發 行 人｜王榮文
出版發行｜遠流出版事業股份有限公司
地　　址：104005台北市中山北路一段11號13樓
電　　話：（02）2571-0297
傳　　真：（02）2571-0197
郵政劃撥：0189456-1
著作權顧問｜蕭雄淋律師

輸出印刷｜中原造像股份有限公司
2011年12月30日　初版一刷
2024年 2 月 1 日　新版一刷
定價500元

ISBN 978-626-361-474-1（平裝）

遠流博識網　http://www.ylib.com　E-mail：ylib@ylib.com
遠流粉絲團 https://www.facebook.com/ylibfans

國家圖書館出版品預行編目（CIP）資料

樂活國民曆：懂天意,食當令，遊在地，開好運，疫後必備新時代節氣生活指南／彭啟明，洪震宇，李咸陽著. -- 二版. -- 臺北市：遠流出版事業股份有限公司，2024.02
288面；22×17公分. --（Taiwan style；85）
ISBN 978-626-361-474-1（平裝）
1.CST：健康法 2.CST：節氣 3.CST：養生
411.1　　112022895